1/2日分がとれる！鉄レシピ

1/2日分がとれる！

鉄レシピ

JN081456

それって、鉄不足かも!?

疲れやすい

だるさや疲労感は、鉄不足による貧血症状の1つです。貧血になると筋肉に充分な酸素が届かなくなって代謝が悪くなり、だるさや疲れ、肩こりなどを招きます。さらに、疲れて食欲が落ちて食事量が減ると鉄の摂取量も不足し、悪循環に陥ることに。

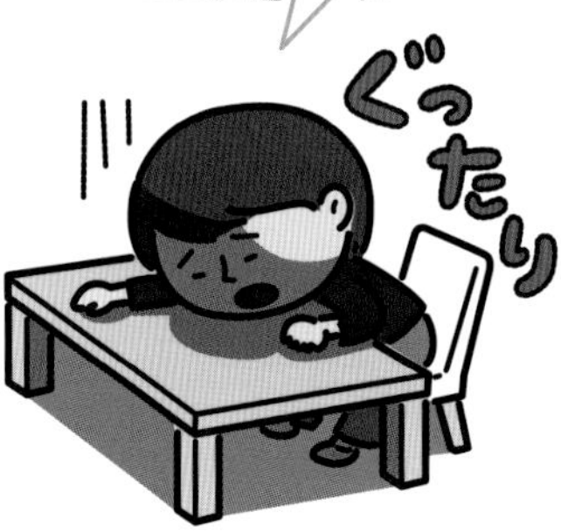

ぐったり

こんな不調ありませんか？
もしかしたら、
鉄が足りないせいかもしれません……。

階段で動悸、息切れ

貧血になると血液の酸素を運ぶ能力が落ちるため、呼吸数を増やしてより多くの酸素を全身にめぐらせようとします。そのため、階段を上るなど体に負荷がかかると、息切れしたり、心臓がどきどき高鳴る動悸を感じたりすることもあります。

2

のどの違和感

貧血の一症状として、飲み込みにくいなどの、のどの違和感が生じることも。

肌や髪、爪にハリがない

鉄不足は、爪や皮膚、髪の健康状態にも影響を与えます。新陳代謝が悪くなり、爪が割れやすくなったり肌の潤いが失われたり、脱毛が見られることも。

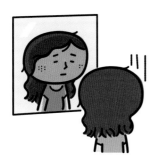

スポーツで実力を発揮できない

持久力や筋力、集中力の低下はありませんか？ 激しいスポーツで汗をかくと鉄が失われます。また、筋肉を動かすのにも鉄は欠かせません。スポーツする人はより多くの鉄が必要です。

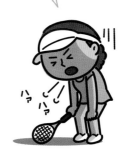

めまい・頭痛

脳に充分な酸素が届かないと、めまいや立ちくらみ、頭痛などの症状が起こります。

氷を大量に食べてしまう

鉄不足の人に見られる症状に、氷や生米をガリガリと食べる「異食症」というのがあります。

CONTENTS

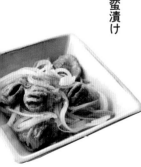

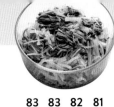

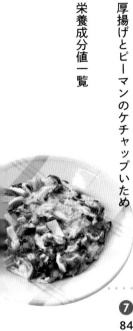

鉄はなかなかとれない栄養素

とりにくい栄養素No.1といわれる鉄。まずは、鉄のことをおさらいしてみましょう。

鉄は酸素を運んでいます

体の中には、3〜4gの鉄があります。その7割近くは血液の中で酸素を運ぶ仕事をしています。約3割は貯蔵鉄といって肝臓などに蓄えられ、残りは皮膚や爪などの組織にあります。鉄が不足しても貯蔵鉄からまかなわれますが、この蓄えが使い果たされると、酸素を運ぶ能力が低下して貧血になります。

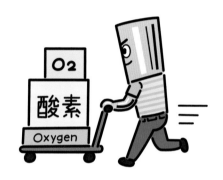

どうして鉄が足りなくなるの？

ダイエットや偏食で鉄の摂取量が少なかったり、月経や激しいスポーツ、子宮筋腫などの病気で鉄の排出量が増えたりすることが原因に。また、思春期や妊娠・出産・授乳期には鉄の必要量が増えて、鉄が不足しがちに。

どのくらいとればいいの

鉄をいちばん必要とするのは10歳代前半の月経のある女子。1日の推奨量は12mgとされています。15歳〜49歳の月経のある女性では10.5mg、月経のない成人女性の場合は6.0〜6.5mgです。この本では、ざっくり10mgを"1日分"としています（14ページ参照）。

鉄は吸収率が低い栄養素

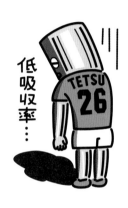

低吸収率…

鉄は吸収率が低い栄養素。1日の消費量はほんの1mgくらいにもかかわらず、その何倍もの量を食事からとる必要が！動物性食品に含まれる鉄は、私たちの体にあるのと同じ鉄（ヘム鉄）で吸収しやすく、植物性食品に含まれる鉄（非ヘム鉄）は吸収しにくいという特徴があります。

吸収をアップさせる栄養素がある！

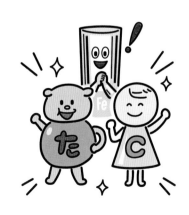

鉄吸収を助けてくれる栄養素もあります！　「ビタミンC」と「動物性たんぱく質」です。一方、食物繊維や、お茶に多いタンニンなどは鉄の吸収を妨げるといわれますが、それぞれ体によい働きもあるので、あまり気にしなくてもだいじょうぶ！

をとるにはコツがある

鉄は豊富に含まれる食品が限られています。だからとりにくい栄養素なのですが、逆に覚えるのも、じつはラク！　身近でとりやすいのはこの5つです。

この5つを覚える

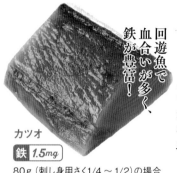

食材1

回遊魚で血合いが多く、鉄が豊富！

カツオ

カツオは回遊魚に特徴的な血合い肉が多く、鉄や良質なたんぱく質が豊富。

カツオ

鉄 1.5mg

80g（刺し身用さく1/4〜1/2）の場合

◆ カツオの仲間：
マグロ、サバ、サンマ、イワシ、サバ缶など

カツオと同様に回遊魚で鉄が多い赤身魚。缶詰めでもOK。

（サバ水煮缶100gあたり鉄1.6mg）

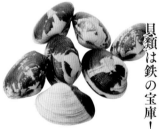

食材2

貝類は鉄の宝庫！

アサリ

アサリはいつでも手に入って使いやすい食材。缶詰めでもOK。

アサリ

鉄 1.5mg

殻つき100g（正味40g、6〜8個）の場合

◆ ほかには：シジミ、カキ、ホヤなど

シジミの鉄量はアサリ以上。二枚貝は造血に働くビタミンB12も豊富。

（シジミ正味40gあたり鉄3.3mg）

食材3 レバー

やっぱりすごい鉄の王者！

レバーの中でも豚レバーはダントツ。鶏レバー、牛レバーの順に多い。

豚レバー
鉄 *7.8mg*
60g（薄切り5〜8枚）の場合

◆ ほかには：牛赤身肉

内臓肉以外の肉類の中では、赤身の多い牛肉が鉄の含有量トップクラス。

（牛もも肉100gあたり鉄1.4mg）

食材4 大豆・大豆製品

畑の肉は鉄も豊富！

大豆
豆腐
凍り豆腐
納豆
豆乳

大豆製品は鉄が豊富で、貧血予防に働く銅やほかのミネラルも多い。

厚揚げ
鉄 *2.6mg*
100g（小1枚）の場合

◆ ほかには：レンズ豆

肉や魚に引けをとらない鉄含有量！

（レンズ豆乾30gあたり鉄2.7mg）

食材5 青菜

鉄の吸収を高めるビタミンCもとれる！

ほうれん草
春菊
青梗菜（ちんげんさい）
菜の花
水菜
サラダ菜
大根の葉
かぶの葉

青菜には鉄が多く、鉄の吸収を高めるビタミンCも含む。

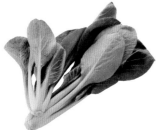

小松菜
鉄 *2.2mg* 80g（2株）の場合

☆ 常備すると役立つ鉄アイテム！

切り干し大根	豆乳	納豆	大豆缶	アサリ缶	サバ缶

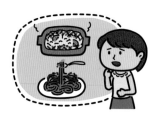

こんな人におすすめ

この本は、始めから順に見ても、
気になるページから開いても、
鉄たっぷりの食卓へご案内します。

ダイエット中の腹ぺこ女子に

この本に載っているレシピはほぼ500
kcal以下※だから、安心して召し上がれ！
ダイエット中にはタブーのこってりグ
ラタンやボリュームパスタ。それがカ
ロリー控えめ＆鉄たっぷりのレシピで
楽しめます。

※P30～33「スポーツ女子におすすめ！ 1/2分の
鉄がとれる500kcal超レシピ」のみ500kcal超です。

68ページ
∨

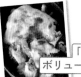

「ヘルシーなのに
ボリュームたっぷり鉄レシピ」

残業ヘトヘト女子に

夜まで仕事で、帰ったらもうヘトヘト
…。そんなあなたにこそぜひ食べてほ
しい、超簡単鉄たっぷりレシピはこち
らです。

58ページ
∨

「疲れた夜は、
お助け鉄ごはんを」

すぐに鉄をとりたいせっかちさんに

1品でガツンと1日分の鉄がとれてし
まう、最強の鉄レシピがあります。

∨
15ページ
∨

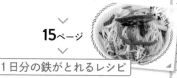

「1日分の鉄がとれるレシピ」

朝ヌキ女子に

朝は時間がな～い！ そんなあなたに
1品で鉄がとれるスムージーやココッ
ト焼きを用意しました。

22ページ
∨

「まずは、ここから。」

50ページ
∨

「朝の1品と1杯で
鉄とっちゃおう！」

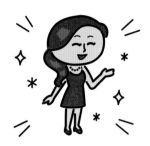

アクティブ
エイジング女子に

美肌、つや髪、きれいな爪。美の秘訣（ひけつ）は、健康な血液！ 鉄に加えて、美しい姿勢を支える骨に欠かせないカルシウムもたっぷり入った理想のおかずをどうぞ。

∨
85ページ
∨
鉄骨おかず

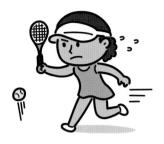

スポーツ女子に

毎日汗で失われる鉄を、おいしくチャージ！ 貧血を予防して、日ごろの練習成果を発揮しましょう！ 鉄もカルシウムも豊富なよくばりレシピもおすすめです。

∨
30ページ
∨
1/2日分の鉄がとれる
500kcal超レシピ
∨
85ページ

鉄骨おかず

夏バテ女子に

夏バテは貧血の大敵！ 暑い日にも食べやすいお弁当や、鉄たっぷりの常備菜は陰でしっかりあなたをサポートしてくれますよ。

∨
34ページ
∨
「夏バテ防止に"鉄弁"持って！」
∨
77ページ

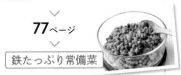

鉄たっぷり常備菜

レバーが苦手…。

鉄をとるのにレバーがいいのはわかっているけど、どうしても苦手。でもだいじょうぶ。鉄が豊富な食材はたくさんありますよ！

∨
35ページ
∨
素材別鉄レシピ

この本のレシピについて

おすすめできるのは、鉄だけじゃないんです!

本書のレシピは月刊誌『栄養と料理』から厳選したものです。
小誌では、掲載料理すべての栄養価を計算してチェックを行ない、
特に食塩相当量は、1食あたり2〜3gとなるよう配慮しています。

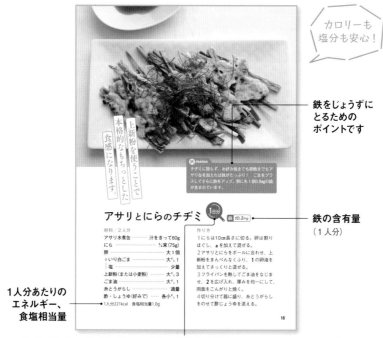

カロリーも
塩分も安心!

鉄をじょうずに
とるための
ポイントです

鉄の含有量
（1人分）

1人分あたりの
エネルギー、
食塩相当量

アサリとにらのチヂミ

材料／2人分

アサリ水煮缶	汁をきって60g
にら	⅓束(75g)
卵	大1個
a いり白ごま	大˚1
塩	少量
上新粉(または小麦粉)	大˚3
ごま油	大˚1
糸とうがらし	適量
酢・しょうゆ(好みで)	各小˚1

1人分221kcal 食塩相当量1.0g

作り方

1 にらは10cm長さに切る。卵は割りほぐし、a を加えて混ぜる。

2 アサリとにらをボールに合わせ、上新粉をまんべんなくふり、1の卵液を加えてさっくりと混ぜる。

3 フライパンを熱してごま油をなじませ、2 を広げ入れ、厚みを均一にして、両面をこんがりと焼く。

4 切り分けて器に盛り、糸とうがらしをのせて酢じょうゆを添える。

18

「1日分」、「1/2日分」、「1/3日分」の鉄を含む料理にアイコンがついています!

約1日分の鉄を含む料理
（ここでは10mg以上）

約1/2日分の鉄を含む料理
（ここでは5mg以上）

約1/3日分の鉄を含む料理
（ここでは3mg以上）

・それぞれの数値は、「日本人の食事摂取基準2020年版」(厚生労働省)の15歳〜49歳の月経のある女性の推奨量(10.5mg)を基準に、小数点以下は切り捨てにしています。

◆1カップ＝200mL、大さじ1＝15mL、小さじ1＝5mLです。

◆塩は小さじ1＝5gのものを使用しました。

◆食品の重量は特に記載のない場合は、すべて正味重量です。
　正味重量とは、皮、骨、殻、芯、種など、食べない部分を除いた、実際に口に入る重量のことです。

◆だしは特に記載のない限り、こんぶとカツオでとった和風だしを使用しています。
　市販のだしのもとを使用する場合は、パッケージの表示通りにうすめてお使いください。

◆電子レンジは600Wのものを使用しました。加熱時間は目安です。お使いの機種に合わせて加減してください。

PART 1

"これでクリア！"

10mg

1日分の鉄がとれるレシピ

アイコンに注目！

1日分の
鉄がとれる！

1日分

1人分で
これだけとれる！

鉄 ◯mg

アイコンの説明は
14ジーにあります

鉄を多く含む食材をじょうずに組み合わせて使えば、

一皿でも、1日にとりたい鉄（9、14ジー参照）をクリアすることができます。

鉄10mg以上の、メーンになるおかずです。

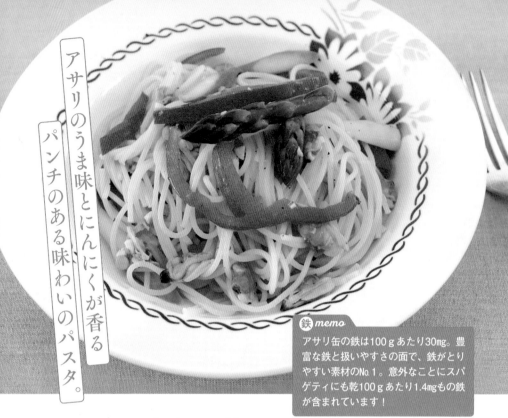

アサリのうま味とにんにくが香るパンチのある味わいのパスタ。

鉄memo

アサリ缶の鉄は100ｇあたり30mg。豊富な鉄と扱いやすさの面で、鉄がとりやすい素材のNo.1。意外なことにスパゲティにも乾100ｇあたり1.4mgもの鉄が含まれています！

アサリと彩り野菜の ガーリックパスタ

 1日分

鉄 15.2mg

材料／2人分

アサリ水煮缶	1缶(90g)
赤パプリカ	1個(180g)
グリーンアスパラガス	4本(100g)
にんにく	1かけ
オリーブ油	大さじ1
白ワイン	大さじ2
スパゲティ	乾150g
塩・こしょう	各少量

1人分434kcal　食塩相当量2.6g

作り方

1 パプリカは縦半分に切って種とへたを除き、横に薄切りにする。アスパラは根元のかたい皮をむき、5cm長さの斜め切りにする。にんにくはみじん切りにする。

2 なべに1.5ℓの湯を沸かし、塩大さじ1を入れる。スパゲティを袋の表示時間より1分短くゆで、ざるにあげる。

3 フライパンににんにくとオリーブ油を入れて弱火にかける。香りが立ち、にんにくが少し色づいてきたらパプリカとアスパラを加え、全体に油がまわるまでいためる。

4 アサリ（缶汁ごと）と白ワインを加え、煮立ったら2を加えて混ぜ、塩、こしょうで味をととのえる。

アサリ缶としめじの卵とじ

1日分　鉄 10.3mg

材料／2人分

アサリ水煮缶(汁けをきる)
　　　　　　　　1缶(むき身60g)
卵　……………………………　2個
しめじ類　……………　大½パ(80g)
わけぎ(斜め薄切り)　……　2本(80g)
しょうが(せん切り)　……………　½かけ
a 水　……………………………　½カッ
　酒　……………………………　大さじ1
　めんつゆ(3倍濃縮タイプ)
　　　　　　　　　　　　　　小さじ2
粉ざんしょう(好みで)　………　少量

1人分153kcal　食塩相当量1.2g

作り方

1 しめじは石づきを除いてほぐす。
2 小ぶりのフライパンにわけぎの白い
部分と1、aを入れて中火にかけ、煮
立ったらふたをして弱火で2分煮る。
3 中火にしてわけぎの青い部分、しょ
うが、アサリを加えて上下を返して混
ぜ、ふたをして1分ほど煮る。
4 卵を軽くといて2回に分けてまわし
入れ、半熟に火を通す。器に盛り、粉
ざんしょうをふる。

鉄 memo

貝類には鉄がたっぷり。アサリのほかにシジミ、
ホタテガイ、ハマグリ、アカガイ、カキなども
鉄を多く含みます。貝類が持つうま味を活用し
て、いろいろな料理にとり入れて。

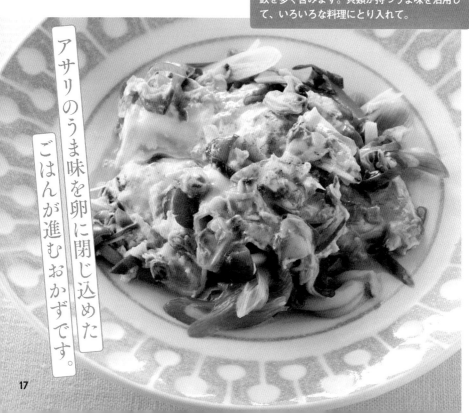

アサリのうま味を卵に閉じ込めた
ごはんが進むおかずです。

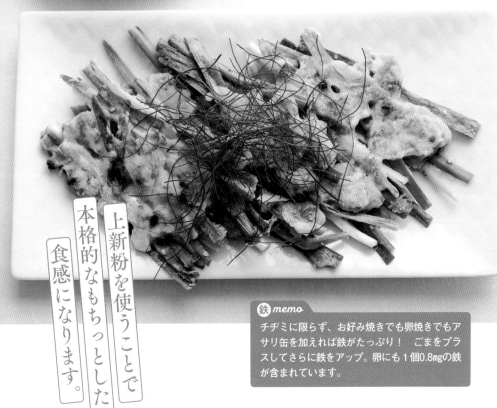

上新粉を使うことで本格的なもちっとした食感になります。

鉄memo

チヂミに限らず、お好み焼きでも卵焼きでもアサリ缶を加えれば鉄がたっぷり！　ごまをプラスしてさらに鉄をアップ。卵にも1個0.8mgの鉄が含まれています。

アサリとにらのチヂミ 1日分

鉄 10.3mg

材料／2人分

アサリ水煮缶	汁をきって60g
にら	¾束(75g)
卵	大1個
a いり白ごま	大さじ1
塩	少量
上新粉(または小麦粉)	大さじ3
ごま油	大さじ1
糸とうがらし	適量
酢・しょうゆ(好みで)	各小さじ1

1人分221kcal　食塩相当量1.0g

作り方

1 にらは10cm長さに切る。卵は割りほぐし、a を加えて混ぜる。

2 アサリとにらをボールに合わせ、上新粉をまんべんなくふり、1の卵液を加えてさっくりと混ぜる。

3 フライパンを熱してごま油をなじませ、2を広げ入れ、厚みを均一にして、両面をこんがりと焼く。

4 切り分けて器に盛り、糸とうがらしをのせて酢じょうゆを添える。

アサリのスンドゥブ

1日分　鉄 28.3mg

材料／2人分

豚こま切れ肉（細く切る）…… 100g
サラダ油 ………………… 小さじ1
a おろしにんにく ………… 1かけ分
　粉とうがらし※ ………… 大さじ1
アサリ水煮缶 ………… 1缶（180g）
しょうゆ ………………… 小さじ2
絹ごし豆腐 ………………… 200g
葉ねぎ（斜め5mm幅に切る）
　………………………… 2本（50g）

※韓国食材店などで購入できる。

1人分325kcal　食塩相当量1.9g

作り方

1 なべに油を熱し、豚肉を弱火でいためる。色が変わったら a を加えていりつける。アサリ缶の缶汁に水を合わせて2カップにして加え、2〜3分煮る。

2 しょうゆをまわし入れ、豆腐をスプーンですくって加えて3〜4分煮る。アサリの身と、葉ねぎを加え（飾り用に少量残す）、火を消す。器に盛り、飾り用の葉ねぎをのせる。

鉄memo
本書で鉄含有量No.1の料理がこれ！　鉄の多いアサリ缶と豆腐のダブル使いがポイントです。豚肉は鉄が豊富というわけではありませんが、鉄がとれる食材です。

缶詰めのアサリなのに本格的な味わいに！

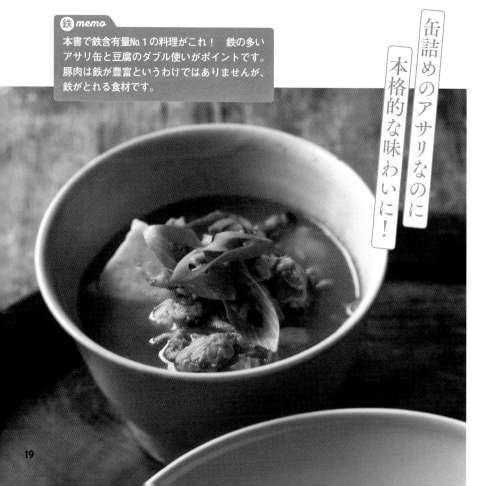

豚レバーとにらの香味いため

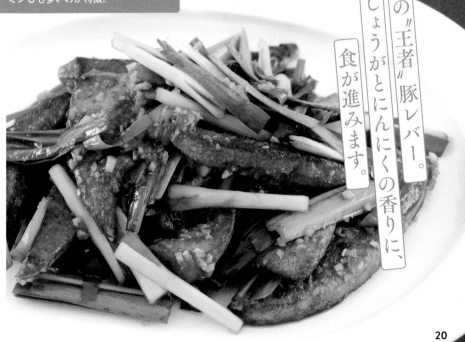

1日分　鉄 10.3mg

材料／2人分

豚レバー	150g
にら	1束(100g)
にんにく	1^{かけ}
しょうが	1^{かけ}
a しょうゆ・酒	各大^{さじ}1
おろし玉ねぎ	大^{さじ}½
ごま油	小^{さじ}1
砂糖	小^{さじ}½
かたくり粉	大^{さじ}½
サラダ油	大^{さじ}1

1人分205kcal　食塩相当量1.4g

鉄 memo
レバーの中でも鉄の含量がトップの豚レバーは、たんぱく質が多くて脂肪が少なく、葉酸、鉄の吸収を高めるビタミンCも多いのが特徴。

作り方

1 にらは4〜5cm長さに切る。にんにくとしょうがはみじん切りにする。

2 レバーは一口大のそぎ切りにして氷水に10分つける。水けをしっかりふき、a を大^{さじ}1もみ込んで10分おく。汁けをふき、かたくり粉をまぶす。

3 フライパンにサラダ油を中火で熱し、2を並べ入れ、両面にこんがり焼き色がつくまで焼く。

4 にんにくとしょうがを加えていため、香りが立ったらにらを加えてひといためする。残りのa をまわし入れ、手早くいためる。

鉄の"王者"豚レバー。しょうがとにんにくの香りに、食が進みます。

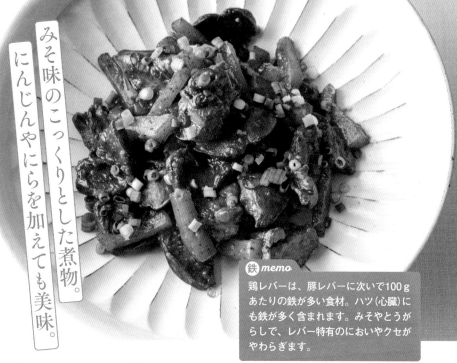

みそ味のこっくりとした煮物。
にんじんやにらを加えても美味。

鉄 memo

鶏レバーは、豚レバーに次いで100g あたりの鉄が多い食材。ハツ(心臓)にも鉄が多く含まれます。みそやとうがらしで、レバー特有のにおいやクセがやわらぎます。

鶏レバーと鶏ハツの みそ煮込み

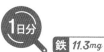

1日分

鉄 11.3mg

材料／2人分

鶏レバー・ハツ ……… 合わせて300g※
こんにゃく(短冊切り) ………… 60g
a 赤とうがらし(小口切り) ……… 1本
　酒 ……………………………… 大さじ3
　砂糖 ………………………… 大さじ1⅓
　しょうゆ ………………… 大さじ1弱
　水 …………………………… ⅔カップ
みそ ……………………………… 大さじ1
小ねぎ(小口切り) ………… 3〜4本
※下処理前のおおよその重量。

1人分314kcal　食塩相当量2.5g

作り方

1 レバーは一口大に切り、水にさらして血を洗い流す。ハツは縦に切り目を入れて開き、血のかたまりを除いて水にさらす。

2 なべに湯を沸かし、1 を入れて表面の色が変わるまで30秒ほどゆで、ざるにあげて湯をきる。

3 なべに a を入れて中火で煮立て、2 とこんにゃくを加えて弱めの中火でなべをときどき揺すりながら煮る。

4 煮汁が半量ほどになったらみそをとき入れ、汁けがほとんどなくなるまで煮る。

5 器に盛り、小ねぎを散らす。

鉄ごはん**チャレンジ**

「まずは、ここから。」

コップ1杯でも鉄がしっかりとれちゃう、忙しい人向けのレシピです。

小松菜ときな粉のミルクドリンク 鉄 *1.4mg*

カルシウム
249mg

材料／2人分

小松菜 ·························	100g
牛乳 ····························	1 $\frac{1}{2}$カッ プ
きな粉 ·························	大さ じ2
砂糖 ····························	大さ じ$\frac{2}{3}$

1人分146kcal　食塩相当量0.2g

作り方

1 小松菜は塩少量を加えた湯で色よく
ゆで（ラップに包み、電子レンジ
［600W］で1分30秒加熱してもOK）、
冷水にとってさまし、水けを絞って適
当な長さに切る。

2 ミキサーに全材料を入れ、なめらか
になるまで攪拌する。

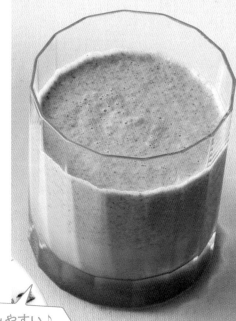

まろやかで飲みやすい♪

鉄が豊富な小松菜ときな粉を
ミキサーにかけた、
クセがないまろやかな味のドリンク。
じつはこれ1杯で1食分のカルシウムも
とれちゃいます。小松菜はまとめて
加熱して冷蔵しておくと便利。

PART 2

"量で勝負！"

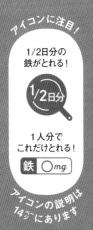

アイコンに注目！

1/2日分の
鉄がとれる！

1/2日分

1人分で
これだけとれる！

鉄 ◯mg

アイコンの説明は
14ジ〜にあります

1/2日分の鉄がとれるレシピ

5mg

1日にとりたい鉄の半分を、1品で効率よくしっかりと。

それには、食材のチョイスがポイントです。

鉄5mg以上の料理を紹介します。

厚揚げの肉詰めトマト煮

1/2日分

鉄 5.5mg

カルシウム 412mg

材料／2人分

厚揚げ ……… 1枚(300g)

豚ひき肉 …………… 50g

きくらげ(もどして刻む)

………………… 2枚

スキムミルク ……小さじ2

塩 ………………… 少量

サラダ油 ………… 大さじ½

a トマト(1cm角に切る)

…………… 2個(300g)

しょうゆ ……… 大さじ½

顆粒鶏がらだし ··小さじ1

水 ………………… ¼カップ

水菜(2cm長さに切る)適量

1人分360kcal　食塩相当量1.7g

作り方

1 厚揚げは三角形に4等分に切り、断面に深く切り込みを入れる。

2 ボールにひき肉、きくらげ、スキムミルク、塩を入れてよく混ぜ、1に詰める。

3 フライパンにサラダ油を中火で熱し、2の肉を詰めた面から焼いて全面を焼きつけ、aを加えて煮汁をかけながら5分ほど煮る。

4 器に盛り、水菜をのせる。

鉄 memo

鉄が豊富な大豆製品の中でもトップクラスなのが厚揚げ。それを1人分150g使うのが勝因。このレシピは鉄に加えてカルシウムも1/2日分(330mg)を楽々クリア!

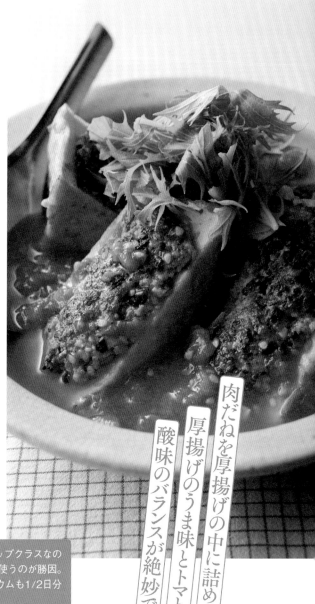

肉だねを厚揚げの中に詰めて。厚揚げのうま味とトマトの酸味のバランスが絶妙です。

鶏レバーのクリーム煮

1/2日分

鉄 9.3mg

材料／2人分

鶏レバー	200g
塩	小さじ⅕
こしょう	少量
玉ねぎ	½個(100g)
まいたけ	1パック(100g)
バター	小さじ2(8g)
にんにく(薄切り)	½かけ
小麦粉	小さじ2
白ワイン	大さじ1
牛乳	¾カップ
生クリーム(脂肪35%のもの)	¼カップ
塩・こしょう	各少量

1人分327kcal 食塩相当量1.3g

作り方

1 鶏レバーは流い、白い筋や血のかたまりなどを除き、一口大に切る。塩とこしょうをふる。

2 玉ねぎは繊維に直角に1cm幅に切る。まいたけはほぐす。

3 フライパンにバターとにんにくを入れて熱し、レバーを入れて中火で両面を焼く。

4 玉ねぎとまいたけを加えていため、小麦粉をふり入れて粉っぽさがなくなるまでいためる。

5 白ワインをふり、汁けがとんだら牛乳と生クリームを加えて中火でとろみがつくまで煮て、塩とこしょうで味をととのえる。

鉄 memo

鶏レバーは食感がやわらかいので、細かく刻んでミートソースやドライカレーに加えても。牛や豚のレバーに比べると臭みが少なく、より食べやすいのも特徴。

低脂肪の鶏レバーを生クリームでまろやかな味わいに。パンにもごはんにも合います。

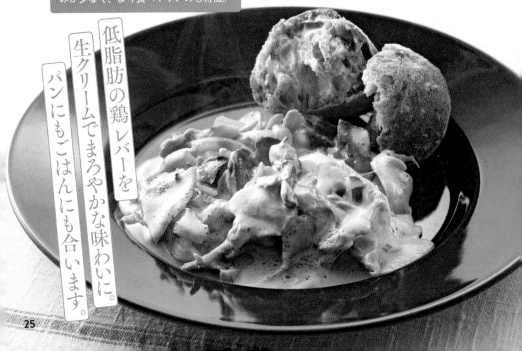

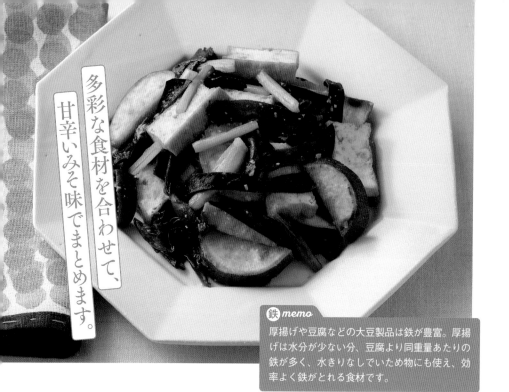

多彩な食材を合わせて、甘辛いみそ味でまとめます。

 memo

厚揚げや豆腐などの大豆製品は鉄が豊富。厚揚げは水分が少ない分、豆腐より同重量あたりの鉄が多く、水きりなしでいため物にも使え、効率よく鉄がとれる食材です。

厚揚げとさつま芋、きくらげの甘辛いため

1/2日分

鉄 5.9mg

材料／2人分

厚揚げ	150g
さつま芋	½本(150g)
小松菜	2株(100g)
きくらげ	乾10g
ごま油	小さじ2
a みそ・みりん・酒	各大さじ1
コチュジャン	小さじ2

1人分317kcal　食塩相当量1.7g

作り方

1 耐熱ボールにきくらげと水1½カップを入れ、ふんわりとラップをかけて電子レンジ（600W）で5分ほど加熱してもどす。水けをきり、石づきを除いて1cm幅に切る。

2 厚揚げは短辺を半分に切って1cm厚さに切る。さつま芋は皮を洗い、1cm厚さの半月切りにして5分ほど水にさらし、耐熱皿に並べ、ふんわりとラップをかけて電子レンジ（600W）で3分ほど加熱する。小松菜は4cm長さに切る。

3 フライパンにごま油小さじ1と厚揚げ、さつま芋を入れて中火にかけ、両面に焼き色がつくまで焼く。残りのごま油を足し、1と小松菜を加えていため合わせる。

4 aで調味し、味をなじませる。

菜の花とアサリの中国風フライパン蒸し

½日分

鉄 5.3mg

材料／2人分

菜の花 ………………………… 1束(200g)
アサリ(砂出ししたもの)
　　………………………… 殻つきで300g
a にんにくの薄切り ………… ½かけ分
　赤とうがらしの小口切り …… 少量
　酒 ………………………… 大さじ2
　しょうゆ ………………… 小さじ1

1人分60kcal　食塩相当量1.8g

作り方

1 菜の花は根元を切り落とし、長さを半分に切る。アサリは殻をこすり合わせながら流水でしっかりと洗う。
2 フライパンにaを入れ、菜の花、アサリの順にのせる。ふたをして中火にかけ、煮立ったら3〜4分、アサリの殻が開くまで蒸し煮にし、器に盛る。

鉄 memo

アサリは鉄が豊富で、必須アミノ酸をバランスよく含む良質なたんぱく源でもあります。菜の花は青菜の中でも特に鉄を多く含みます。

旬の春に増すアサリのうま味をストレートに味わうことができる酒蒸しに！

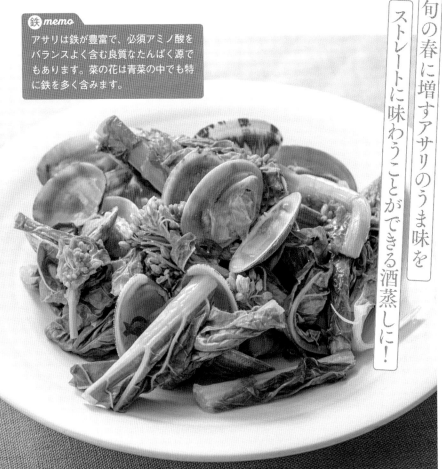

厚揚げと小松菜の麻婆風

1/2日分

鉄 5.0mg　カルシウム 385mg

材料／2人分

厚揚げ	1枚(230g)
小松菜	150g
豚赤身ひき肉	50g
サラダ油	大さじ½
にんにく(みじん切り)	½かけ
しょうが(みじん切り)	1かけ
ねぎ(みじん切り)	20g
a 豆板醤・花椒粉※1	各小さじ½
豆豉※2(みじん切り)	大さじ½
b 水	½カップ
酒	大さじ1
しょうゆ	大さじ⅔
顆粒鶏がらだし	小さじ1
c かたくり粉	大さじ1
水	大さじ2

1人分287kcal　食塩相当量2.1g

作り方

1 厚揚げは熱湯をまわしかけて油抜きをし、大きめにちぎる。小松菜は塩少量を加えた沸騰湯でゆで、冷水にとってさまし、水けを絞って3cm長さに切る。

2 フライパンに油とにんにく、しょうがを入れて弱火にかけ、香りが立ったらひき肉を加えて色が変わるまでいためる。aを加えていため、香りが立ったらbを加えて中火にし、煮立てる。

3 ねぎと厚揚げを加えて2～3分煮て、cでとろみをつける。最後に小松菜を加え、さっと混ぜ合わせる。

※1 辛味と豊かな香りの中国さんしょう(花椒)を粉末にしたもの。手に入らなければ粉ざんしょうで代用可。

※2 黒大豆に塩を加えて発酵、乾燥させた中国の調味料。うま味成分を多く含む。

🩸 memo

厚揚げ、小松菜、豚赤身ひき肉と、鉄の豊富な食材をフル活用。肉は脂肪が少なく赤身が多い部位を選ぶと、鉄をより多くとることができます。

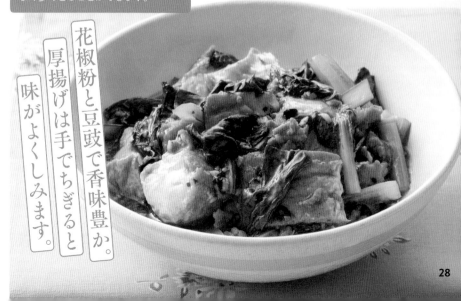

花椒粉と豆豉で香味豊か。厚揚げは手でちぎると味がよくしみます。

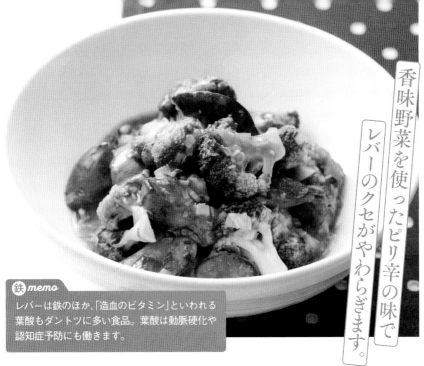

香味野菜を使ったピリ辛の味でレバーのクセがやわらぎます。

鉄memo
レバーは鉄のほか、「造血のビタミン」といわれる葉酸もダントツに多い食品。葉酸は動脈硬化や認知症予防にも働きます。

鶏レバーとブロッコリーのチリソースいため

 1/2日分

鉄 **7.4mg**

材料／2人分

鶏レバー	150g
しょうゆ	小さじ1
酒	大さじ½
ブロッコリー	100g
ねぎ	10cm
にんにく・しょうが	各½かけ
サラダ油	大さじ1
a しょうゆ	大さじ⅔
酒	大さじ½
顆粒ブイヨン・砂糖	各小さじ½
豆板醤	小さじ⅓
水	¼カップ
b かたくり粉	小さじ1
水	小さじ2

1人分183kcal　食塩相当量2.0g

作り方

1 レバーは流水にさらして血抜きをし、よごれを落として食べやすい大きさに切り、しょうゆと酒をからめる。

2 ブロッコリーは小房に分け、塩適量を加えた湯でかためにゆで、ざるにあげて湯をきる。

3 ねぎ、にんにく、しょうがはそれぞれみじん切りにする。

4 フライパンに油と**3**を入れて弱火にかけ、香りが立ったら軽く汁けをきったレバーを入れていためる。レバーに火が通ったら**a**とブロッコリーを加えていため合わせ、1分ほど煮る。

5 **b**を加え混ぜ、とろみをつける。

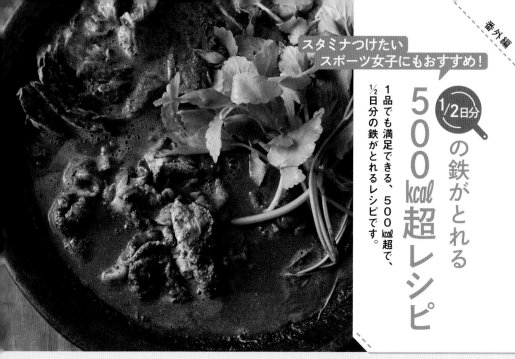

スタミナつけたい
スポーツ女子にもおすすめ！

½日分の鉄がとれる 500kcal超レシピ

1品でも満足できる、500kcal超で、½日分の鉄がとれるレシピです。

黒ごまの濃厚なこくと風味！
せりのさわやかな香りと食感がアクセントに。

豚肉とせりの黒ごま豆乳なべ

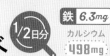

½日分

鉄 **6.3mg**
カルシウム **498mg**

鉄memo
豆乳、ごま、せりが鉄を多く含む食材。ごまは鉄やカルシウムなどミネラルの宝庫。せりは鉄の吸収を高めるビタミンCも含みます。

材料／2人分

豚ロースしゃぶしゃぶ用肉	200g
まいたけ	1パック(100g)
せり	1束(60g)
練り黒ごま	60g
すり黒ごま	大さじ3
無調整豆乳	1カップ
水	1½カップ
塩	小さじ1

1人分547kcal　食塩相当量1.4g

作り方

1 せりは根を切り、長さを3〜4等分に切る（根も捨てずによく洗って使う）。まいたけはほぐす。

2 ボールに練りごまとすりごまを混ぜ合わせ、豆乳を少しずつ加えてときのばす。

3 なべに分量の水と塩を入れ、**2**を加えて温める。ふつふつとしてきたら（あまり煮立たせない）、豚肉を入れてほぐし、肉の色が変わるまで弱めの中火で煮る。まいたけ、せりの根を加えて5分ほど煮、せりの葉を加えて1〜2分煮て火を消す。

豆乳はコクがあってくせがないので、
めん類のスープにぴったり。

豆乳担々めん

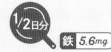

1/2日分

鉄 5.6mg

材料／2人分

中華生めん	2玉（260g）

肉みそ

豚ひき肉	150g
サラダ油	小さじ1
ねぎのみじん切り	大さじ3
にんにくのみじん切り	小さじ1
豆板醤	小さじ1/2
みそ	大さじ1 1/2
酒	大さじ2　水 … 1/3カップ
砂糖	大さじ1/2
すり白ごま	大さじ3
青梗菜	1株（100g）
ねぎ	6cm（15g）
豆乳	2カップ
塩	小さじ1/3　こしょう … 少量
香菜	少量　辣油 … 好みで適量

1人分768kcal　食塩相当量3.2g

作り方

1 中華なべに油を熱し、ひき肉を入れて色が変わるまでいため、ねぎ、にんにく、豆板醤、みそを加えてはいためる。酒、水、砂糖を加え、混ぜながら汁けがなくなるまで煮つめ、ごまを加えて混ぜ合わせる（肉みそ）。

2 青梗菜は縦4つに切り、ゆでて冷水にとり、水けを絞って3cm長さに切る。ねぎは縦半分に切り、斜めにせん切りにして冷水にさらし、ぱりっとなったら水けをきる。

3 なべに豆乳を入れてひと煮立ちさせ、塩とこしょうで調味する。

4 別のなべにたっぷりの湯を沸かし、めんを袋の表示に従ってゆで、ざるにあげて湯をきる。器に等分に盛る。

5 4に1、2と香菜をのせ、3をあつあつのうちに注ぎ入れ、辣油をふる。

鉄memo

ラーメンスープを豆乳にすることで、鉄の量がグンとアップ。次いで戦力となっているのがすりごま、豚ひき肉。そして意外にも中華めんとみそにも鉄が含まれています。

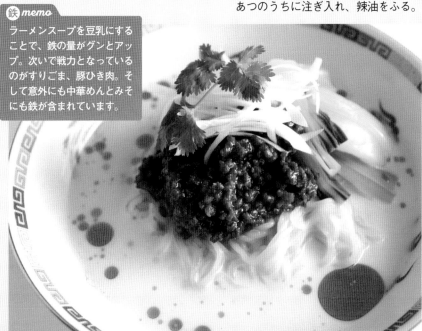

オイスターソースのうま味がしみた厚揚げは
食べごたえも満点！

厚揚げとカラフル野菜の
オイスターソース丼

1/2日分

鉄 **5.0mg**

カルシウム **341mg**

材料／2人分

厚揚げ	1枚(200g)
牛豚ひき肉	100g
青梗菜（ちんげんさい）	2株(170g)
赤パプリカ	½個(80g)
ごま油	小さじ1
a オイスターソース・しょうゆ・ みりん	各小さじ2
こしょう	少量
ごはん	どんぶり2杯分(400g)

1人分646kcal　食塩相当量1.7g

作り方

1 厚揚げは食べやすい大きさに切る。青梗菜は縦4つ割りにし、3㎝長さに切る。パプリカは長さを半分に切って縦に細切りにする。

2 フライパンにごま油を熱してひき肉をいため、肉の色が変わってきたら1の厚揚げを加え混ぜ、青梗菜、パプリカを順に加えていため合わせ、aで調味する。

3 どんぶりにごはんを盛り、2をのせる。

鉄 memo

厚揚げは水きりが不要で、鉄もたんぱく質もカルシウムも手軽にとれます。青梗菜やひき肉という素材のチョイスで、ビタミンCやカルシウムも豊富な丼に。

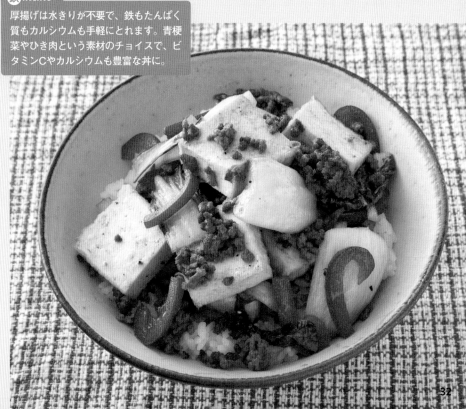

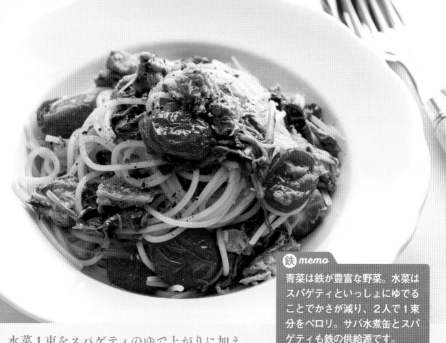

鉄memo

青菜は鉄が豊富な野菜。水菜は
スパゲティといっしょにゆでる
ことでかさが減り、2人で1束
分をペロリ。サバ水煮缶とスパ
ゲティも鉄の供給源です。

水菜1束をスパゲティのゆで上がりに加え、
野菜たっぷりの一皿に。

サバ缶と水菜の
トマトスパゲティ

½日分 　鉄 5.0mg　カルシウム 477mg

材料／2人分

サバ水煮缶	1缶(190g)
ミニトマト	10個
水菜	1束(250g)
にんにく	½かけ
スパゲティ	乾150g
オリーブ油	大さじ1〜2
しょうゆ	小さじ1
塩・あらびき黒こしょう	各少量

1人分564kcal　食塩相当量2.8g

作り方

1 ミニトマトはへたを除き、半分に切る。水菜は食べやすい長さに切る。にんにくはつぶす。

2 スパゲティはたっぷりの湯に塩大さじ1弱（分量外）を加えて袋の表示どおりにゆでる。残り1分になったら、水菜を加えてゆで、いっしょにざるにあげる。

3 フライパンにオリーブ油とにんにくを入れて火にかけ、にんにくが色づいたら、サバを缶汁ごと加える。ミニトマトを加えてさっといため、2を加えて全体を混ぜる。しょうゆ、塩で味をととのえ、こしょうをふる。

夏はご用心
「夏バテ防止に "鉄弁"持って!」

食欲が減退する夏場のランチに、スープジャーの冷たい汁物はいかが?

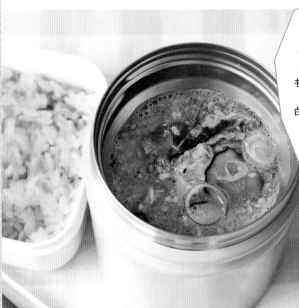

ひえひえがおいしい♪

暑い日でも、
すっとのどを通る汁物です。
すりごまも鉄たっぷり素材。
もち麦入りごはんにかけながら
食べるのもおすすめ。
白米ともち麦を3：1の割合で
炊くと食べやすく、
普通のごはんに比べて
鉄が約5倍に!

サバ缶と梅の冷たいみそ汁 鉄 2.5mg

材料／1人分

サバ水煮缶	½缶(85g)
梅干し	1個
きゅうり	½本(50g)
塩	小さじ⅙
みょうが	1個
すり白ごま	大さじ1
みそ	小さじ1
冷水	1½カップ

1人分219kcal　食塩相当量3.6g

作り方

1 サバ缶は身を大きくほぐし、梅干しは種を除いて果肉をたたき刻む。

2 きゅうりは小口切りにして塩をふり、しんなりとなったら水けを絞る。みょうがは小口切りにする。

3 ごまとみそを合わせてなめらかになるまで混ぜ、分量の水でのばす。1、2を加え、スープジャーに入れる。

PART 3

"鉄アイテム使いこなし術！"

素材別 鉄レシピ

アイコンに注目！

1/3日分の
鉄がとれる！

1/3日分

1人分で
これだけとれる！

鉄 ◯mg

アイコンの説明は
14㌻にあります

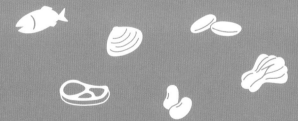

10 〜 11㌻で紹介した鉄が豊富な食材——

「魚」「貝」「肉」「大豆・大豆製品」「豆」「青菜」を使えば、

今日のごはんは、鉄たっぷりに！

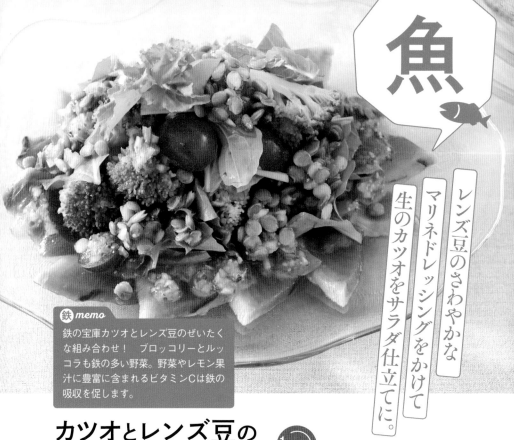

魚

レンズ豆のさわやかな
マリネドレッシングをかけて
生のカツオをサラダ仕立てに。

鉄memo

鉄の宝庫カツオとレンズ豆のぜいたくな組み合わせ！ ブロッコリーとルッコラも鉄の多い野菜。野菜やレモン果汁に豊富に含まれるビタミンCは鉄の吸収を促します。

カツオとレンズ豆の サラダ

1/3日分

鉄 4.7mg

材料／2人分

カツオ（刺し身用、薄切り）……150g
レンズ豆（ドライパックまたは
　ゆでたもの）…………………100g
ブロッコリー ………小½個（150g）
ミニトマト ……………… 8個（80g）
ルッコラ…………………………30g
a 紫玉ねぎ（みじん切り）… ⅙個（30g）
　レモン果汁（または酢）……大さじ1
　粒入りマスタード・しょうゆ
　………………………… 各小さじ1
　塩 ……………………… 小さじ¼
オリーブ油 …………………大さじ1

1人分279kcal　食塩相当量1.3g

作り方

1 ボールにレンズ豆とa を混ぜ合わせて5分ほどおき、オリーブ油を加えて混ぜる。

2 ブロッコリーは小房に分けて塩ゆでし、ざるにあげてさめるまでおく。ミニトマトは半分に切り、ルッコラは3cm長さに切る。合わせてざっと混ぜる。

3 器にカツオを並べ、1 を少量まわしかける。2 をのせ、残りの1 をまわしかける。

ゆでカツオのエスニックサラダ 鉄 2.3mg

材料／2人分

カツオ	さく½本(200g)
紫玉ねぎ	¼個(75g)
きゅうり	½本(50g)
トマト	1個(150g)
a 塩	小さじ½
一味とうがらし	小さじ⅓
レモン果汁	1個分
こしょう	少量

1人分153kcal　食塩相当量1.3g

作り方

1 紫玉ねぎは薄切りにし、長さを半分に切る。きゅうりは5mm角に切る。トマトはへたを除いてさいの目に切る。すべてボールに入れ、a を加えて混ぜる。

2 カツオは4等分に切り、酒大さじ2〜3を入れた熱湯で弱火で3〜4分ゆで、中まで火が通ったらとり出す。

3 2のあら熱がとれたら、ほぐして1に加えてあえ、10分ほどおいてなじませ、器に盛る。

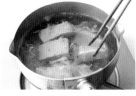

カツオは酒を入れた熱湯(4カップほどが目安)で、煮立たせないように火を入れると、臭みが抜けます。

鉄 memo

カツオの鉄は100gあたり1.9mgと豊富。鮮度が落ちやすいので、残ったらこんなふうに加熱してサラダやあえ物に。ビタミンCが豊富なトマトと合わせて鉄の吸収をアップ。

カツオをゆでてほぐせば、ツナのように使えます。

酸味と辛味をきかせて、さっぱりとしたサラダに。

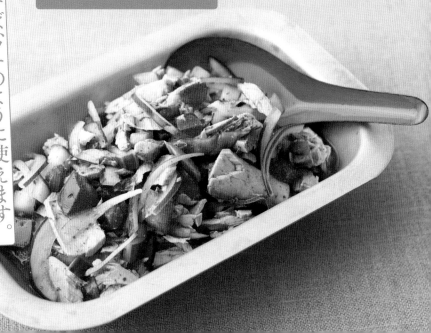

ブリの
バルサミコソテー

鉄 1.9mg

材料／2人分

ブリ ……………… 2切れ (200g)	
小麦粉……………………… 小さじ2	
さやいんげん ……………………10本	
にんにく (薄切り) …………… 大1かけ	
オリーブ油………………………小さじ1	
白ワイン……………………… 大さじ2	
a バルサミコ酢・しょうゆ	
…………………… 各大さじ1	
あらびき黒こしょう ………… 少量	

1人分315kcal　食塩相当量1.4g

作り方

1 ブリは小麦粉をまぶす。いんげんはへたを除き、縦半分に切る。

2 フライパンににんにくとオリーブ油を入れて中火で熱し、香りが立ったらブリを並べる。焼き色がついたら裏返し、いんげんを加えて白ワインをふる。ひと煮立ちしたらふたをして弱火で約8分焼く。

3 aを加えて中火で煮からめ、あらびき黒こしょうをふって器に盛る。

> **鉄 memo**
> ブリはカツオと同じく回遊魚で血合いが多く、鉄を多く含みます。たんぱく質、脂質も豊富で不飽和脂肪酸のEPA、DHAが多いのも特徴。

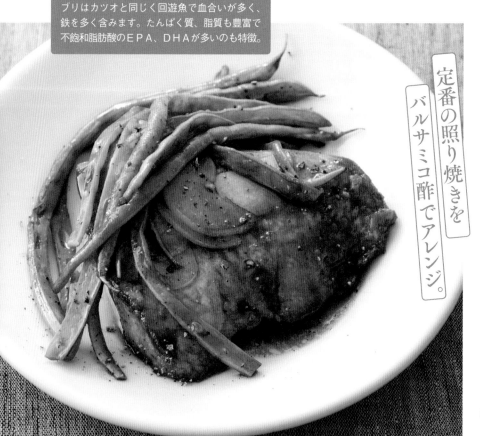

定番の照り焼きをバルサミコ酢でアレンジ。

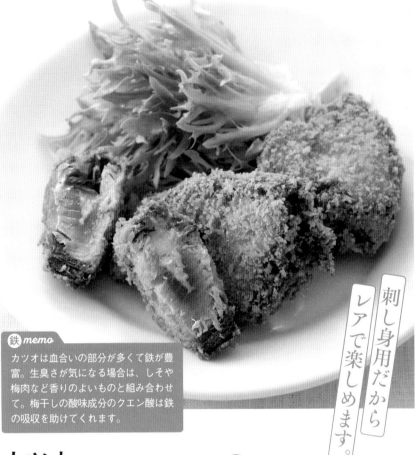

刺し身用だからレアで楽しめます。

カツオは血合いの部分が多くて鉄が豊富。生臭さが気になる場合は、しそや梅肉など香りのよいものと組み合わせて。梅干しの酸味成分のクエン酸は鉄の吸収を助けてくれます。

カツオの青じそチーズ揚げ

1/3日分

鉄 **3.0mg**

材料／2人分

カツオ	さく½本（200g）
小麦粉	大さじ2
青じそ	6枚
ピザ用チーズ	60g
とき卵	1個分
パン粉	⅔カップ
揚げ油	
グリーンリーフなどの葉野菜	適量

1人分454kcal　食塩相当量0.9g

作り方

1 カツオは長さを6等分（2cm厚さ）に切り、それぞれ厚みの真ん中に深く切り目を入れる。

2 それぞれ、切り目の内側に小麦粉を薄くはたき、青じそ1枚、ピザ用チーズ1/6量をはさむ。

3 2に残りの小麦粉、とき卵、パン粉の順に衣をつける。

4 170℃の揚げ油で、表面がきつね色になるまで2分半揚げる。器に盛り、葉野菜を添える。

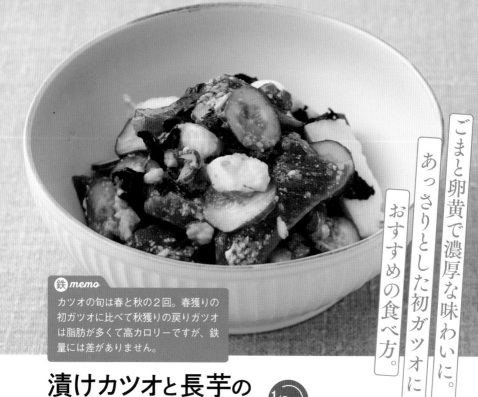

ごまと卵黄で濃厚な味わいに。

あっさりとした初ガツオに

おすすめの食べ方。

鉄 memo
カツオの旬は春と秋の2回。春獲りの初ガツオに比べて秋獲りの戻りガツオは脂肪が多くて高カロリーですが、鉄量には差がありません。

漬けカツオと長芋の
シャキシャキあえ

1/3日分

鉄 3.6mg

材料／2人分

カツオ ……………… さく½本(200g)
a 卵黄 …………………………… 1個
　すり白ごま ………………… 大さじ2
　しょうゆ・みりん ……… 各大さじ1
長芋 …………………………… 100g
きゅうり …………………… 1本(100g)
焼きのり …………………… 全型½枚

1人分252kcal　食塩相当量1.4g

作り方

1 カツオは5mm厚さに切る。ボールにaを混ぜ合わせ、カツオを加えてあえる。

2 長芋は皮をむいて縦4等分に切り、ポリ袋に入れて棒（すりこ木など）で食べやすい大きさになるまでたたく。きゅうりは薄い小口切りにする。

3 1に2を入れ、のりをちぎりながら加えて軽くあえ、器に盛る。

おいしく作るためのポイント

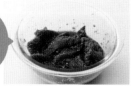

カツオに合わせ調味料をからめたら、10分以上漬けて味をしっかりなじませて。
・漬けた状態で半日〜1日おけるので、カツオが残ったときにも便利。ラップをかけて冷蔵庫で保存し、食べるときに野菜とあえて。漬けたカツオで漬け丼にしても。

マグロとタイの刺し身丼 鉄 1.9mg

材料／2人分

刺し身（マグロ、タイなど好みのもの）
……………………… 合わせて160g
a しょうゆ ……………… 大さじ1
　みりん……………… 大さじ½
　練りわさび …………… 少量
きゅうり ……………… 2本(200g)
温かいごはん（胚芽精米） ……… 300g
b 酢 …………………… 大さじ2
　しょうがのせん切り ……… 1かけ分
　いり白ごま …………… 大さじ1
焼きのり（ちぎる） ……… 全型1枚
青じそ（ちぎる） ……………… 10枚
練りわさび（好みで） …………… 適量

・栄養価はマグロ80gで算出。

1人分427kcal　食塩相当量1.6g

作り方

1 きゅうりはめん棒などでたたいて一口大に割る。

2 aを合わせ、水けをふいた刺し身にからめて冷蔵庫で10分おく。

3 ごはんにbを加えて混ぜる。

4 器に3を盛ってのりを散らし、1、汁けをきった2、しそをのせ、わさびを添える。

鉄 memo

マグロはカツオと同じく回遊魚で鉄が多い魚。赤身はトロに比べて脂肪が少なくてたんぱく質が多く、鉄も多く含みます。ミナミマグロの赤身の鉄はトロの3倍！

しょうがをたっぷり混ぜ込むことで塩や砂糖なしでもおいしい酢飯に。

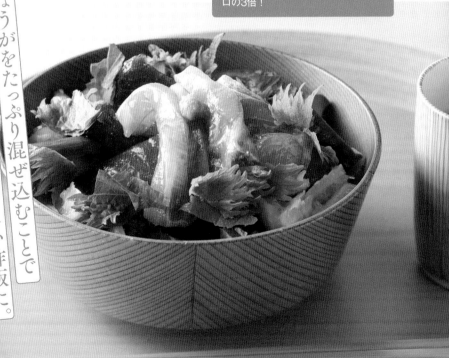

サバと春菊、アボカドのおかずサラダ

1/3日分　鉄 3.6mg

材料／2人分

- 塩サバ（甘塩）… 半身1切れ（200g）
- 小麦粉 …………………………… 少量
- 春菊 …………………………… 120g
- アボカド ………………… 小1個（120g）
- 赤玉ねぎ ……………… ¼個（50g）
- サラダ油 …………………… 小さじ½

ドレッシング

- ポン酢しょうゆ（市販品）… 小さじ2
- しょうゆ …………………… 小さじ⅔
- わさび …………………… 小さじ2
- オリーブ油 ………………… 大さじ½

・栄養価はサバの塩分1.2%、ドレッシングは60%摂取として算出。

1人分467kcal　食塩相当量1.9g

鉄 memo

サバは身近で鉄をとりやすい魚。定番のみそ煮のほか、トマトと煮たり、焼いてサラダ仕立てにしてビタミンCがとれる野菜と合わせるのもおすすめ。

作り方

1 サバは一口大に切り、小麦粉をまぶす。

2 春菊は葉を摘み、茎は斜め薄切りにする。アボカドは皮と種を除いて1cm厚さに切る。赤玉ねぎは薄切りにし、好みで水にさらして水けをきる。

3 フライパンに油を弱めの中火で熱し、サバの皮目を下にして入れ、5分ほど焼く。裏返してさっと焼き、とり出す。

4 ボールにドレッシングの材料を合わせ、2と3を加えてあえる。

カリッと焼いたサバに、香りのよい春菊とアボカドがよく合います。

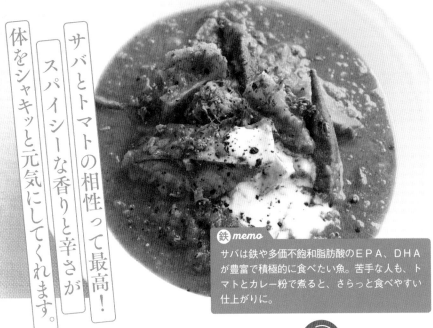

体をシャキッと元気にしてくれます。

スパイシーな香りと辛さが

サバとトマトの相性って最高！

鉄 memo

サバは鉄や多価不飽和脂肪酸のEPA、DHA
が豊富で積極的に食べたい魚。苦手な人も、ト
マトとカレー粉で煮ると、さらっと食べやすい
仕上がりに。

サバとトマトのスパイス煮

1/3日分　鉄 3.7mg

材料／2人分

サバ	半身(200g)
塩・こしょう	各少量
トマト	小3〜4個(400g)
オクラ	5〜6本
a 玉ねぎ(みじん切り)	1個(200g)
にんにくのみじん切り・しょうがの	
みじん切り	各1かけ分
サラダ油	大さじ1
カレー粉	大さじ2〜3※
塩	小さじ1
プレーンヨーグルト	大さじ2
水	1 1/2カップ
レモン果汁	大さじ1/2
しょうゆ・塩・あらびき黒こしょう	
	各少量
パセリのみじん切り	少量

※好みの辛さに調整する。

1人分425kcal　食塩相当量2.9g

作り方

1 サバは2cm幅に切り、塩とこしょう
をふる。

2 トマトはざくざくと切る。オクラは
がくをぐるりとむき、斜め半分に切る。

3 フライパンに油を熱してaをいため、
全体に色づいてきたらトマト半量を加
え混ぜ、カレー粉、塩を加えてさっと
いため、ヨーグルトを加えて混ぜ合わ
せる。

4 分量の水と1を加えて7〜8分煮、
残りのトマト、オクラ、レモン果汁、
しょうゆを加えてさらに2分ほど煮、
塩とこしょうで味をととのえる。

5 器に盛り、パセリとこしょうをふり、
好みでヨーグルト（分量外）をまわし
かける。

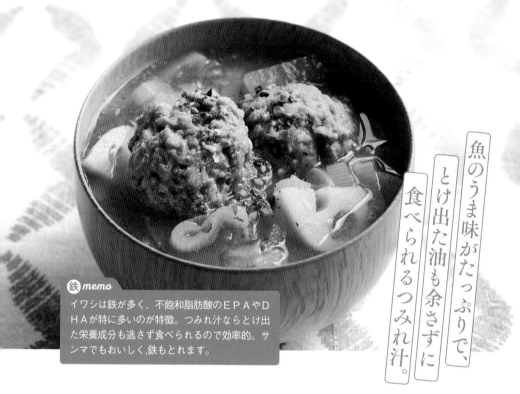

鉄 memo
イワシは鉄が多く、不飽和脂肪酸のＥＰＡやＤＨＡが特に多いのが特徴。つみれ汁ならとけ出た栄養成分も逃さず食べられるので効率的。サンマでもおいしく、鉄もとれます。

魚のうま味がたっぷりで、とけ出た油も余さず食べられるつみれ汁。

イワシのつみれ汁 鉄 2.6mg

材料／2人分

イワシ（頭とはらわたを除いたもの）
　………………… 3尾（160g）
a しょうが汁 …………………小さじ1
　かたくり粉 …………………大さじ1
　塩 ……………………………小さじ⅕
にんじん・大根・れんこん ……各3cm
こんぶだし ……………………3カップ
ねぎ（小口切り）………………¼本
みそ ……………………………大さじ1½
七味とうがらし …………………少量

1人分225kcal　食塩相当量2.8g

作り方

1 にんじんと大根は薄いいちょう切り、れんこんは厚めのいちょう切りにする。なべに入れてひたひたに水を注ぎ、火にかける。沸騰したらふたをして弱火で5分ゆでてざるにあげる。
2 イワシは手で開いて中骨と尾を除く。包丁で細かくたたき刻む。aを加えてよく混ぜる。
3 なべにだしを温め、2を一口大に丸めて加え、色が白っぽくなったら1とねぎを加えて5分煮る。みそをとき入れ、器に盛ってとうがらしをふる。

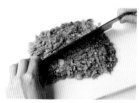

小骨や皮もいっしょに、包丁で刻み、たたく。

イワシのごま揚げ
レモンじょうゆがけ

1/3日分

鉄 3.0mg

材料／2人分

イワシ	2尾(100g)
塩	少量
a 小麦粉 (混ぜる)	大さじ1
水	小さじ2
いり白ごま	大さじ3
揚げ油	
サラダ用ほうれん草	1束(100g)
b レモン果汁	大さじ1
しょうゆ	小さじ½

1人分196kcal　食塩相当量0.5g

作り方

1 ほうれん草は根元を切り除いて3cm長さに切る。

2 イワシはうろこを引いて頭と尾を切り落とし、わたを除いて洗い、水けをふく。手開きにして中骨と腹骨を除き、塩をふって10分おく。水けをふいて皮目に**a**をつけ、ごまをまぶす。

3 フライパンに揚げ油を2～3mm高さまで注ぎ、**2**のごまをまぶした面を下にして並べ入れ、強火にかける。ピチピチと音がしてきたら中火にし、イワシのまわり5mmくらいの色が変わるまで揚げる。裏返してさらに1分ほど揚げ、油をきる。

4 器に**1**を盛って**3**をのせ、**b**をかける。

鉄 memo

鉄チャージ食材は、イワシ、いり白ごま、ほうれん草。ごまは揚げ衣にしてたっぷりと。サラダほうれん草は生食できるので、鉄の吸収を助けるビタミンCを効率よくとれます。

香ばしいごまをまぶして揚げました。たっぷりのサラダ用ほうれん草といっしょにどうぞ。

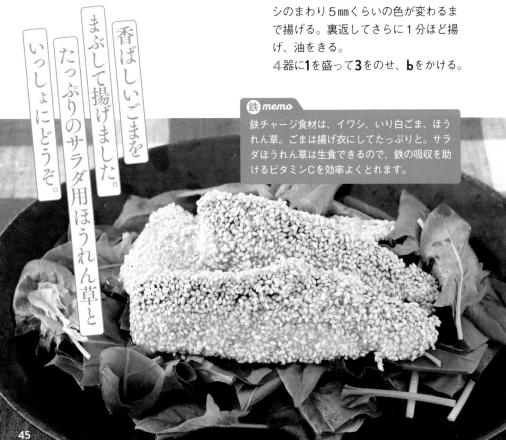

サケとカラフル野菜の全粒粉ペンネ

1/3日分

鉄 3.6mg

材料／1人分

全粒粉ペンネ	乾70g
生ザケ	1切れ(70g)
玉ねぎ	⅛個(25g)
ミニトマト	3個
ピーマン	1個(30g)
オリーブ油	小さじ1
a マスタード・トマトケチャップ	各小さじ⅔
ハーブミックス	小さじ½
こしょう	少量

1人分432kcal　食塩相当量0.8g

作り方

1 サケ、玉ねぎ、ピーマンは1.5cm角に切る。ミニトマトはへたを除いて半分に切る。

2 なべに湯を沸かして塩（湯1ℓに対して塩小さじ1）を加え、袋の表示どおりにペンネをゆでる。

3 フライパンにオリーブ油を熱し、サケと玉ねぎをいためる。火が通ったらピーマン、ミニトマト、湯をきった**2**を加えてさっといため合わせ、**a**を加えて調味する。

鉄 memo

サケはそれほど鉄は多くありませんが、動物性食品の鉄は吸収されやすく、鉄の吸収を高めるビタミンCが豊富な野菜と組み合わせれば効率よくとることができます。全粒粉パスタは普通のパスタに比べて鉄が多く、乾100gあたり約3g含むものがあります。

ハーブとマスタードでぐっと大人の味わいに。

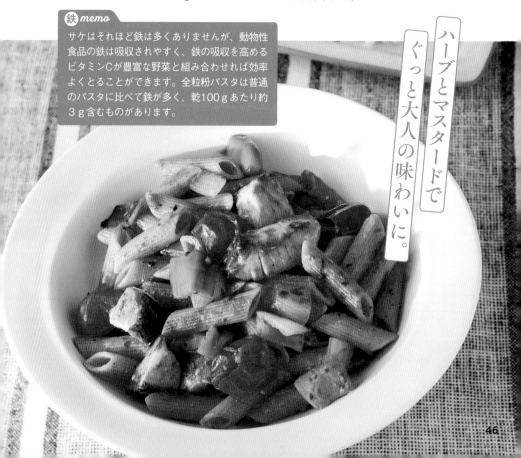

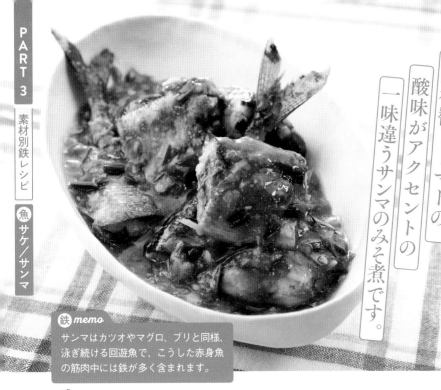

鉄 memo
サンマはカツオやマグロ、ブリと同様、泳ぎ続ける回遊魚で、こうした赤身魚の筋肉中には鉄が多く含まれます。

サンマの ピリ辛トマトみそ煮 鉄 2.1mg

材料／2人分

サンマ	2尾(200g)
塩	少量
ねぎ	5cm
しょうが・にんにく	各½かけ
トマト	1個(150g)
にら	30g
サラダ油	大さじ½＋大さじ½
豆板醤（とうばんじゃん）	小さじ¼
水	1カップ
酒	大さじ1
a みそ	大さじ1½
砂糖・酢	各小さじ1
b かたくり粉	大さじ½
水	大さじ1

1人分422kcal　食塩相当量2.6g

作り方

1 サンマは頭を切り落とし、筒切りにしてはらわたを除き、塩をふる。

2 ねぎ、しょうが、にんにくはみじん切りにする。

3 トマトは皮を湯むきしてざく切りにする。にらは1cm幅に切る。

4 フライパンに油大さじ1/2を熱し、水けをふいたサンマの表面を中火で色よく焼き、とり出す。

5 油大さじ1/2を熱し、**2**を弱火でいため、香りが立ったら豆板醤を加えていためる。水と酒を加えて火を強めて煮立て、**4**を戻し入れ、トマトと**a**を加えて混ぜ、7～8分煮る。

6 にらを加えてひと混ぜし、**b**（水どきかたくり粉）でとろみをつける。

サバ缶と厚揚げの しょうがいため

1/3日分　鉄 4.0mg

カルシウム 453mg

材料／2人分

サバ水煮缶 …	1缶(190g)
厚揚げ ………	1枚(150g)
にら …………	½袋(50g)
もやし ………	1袋(200g)
サラダ油…………	大さじ½

a（合わせる）
　おろししょうが
　　………… 1かけ分
　しょうゆ・みりん
　　……… 各大さじ1
　酒・砂糖…… 各小さじ1

1人分366kcal　食塩相当量2.1g

作り方

1 サバは缶汁をきる。厚揚げは1cm厚さの一口大に切る。にらは5cm長さに切る。もやしはひげ根を除く。

2 フライパンにサラダ油を中火で熱し、厚揚げを並べ入れる。上下を返しながら焼き、両面に焼き目がついたらいったんとり出す。

3 にら、もやしを入れてさっといためる。しんなりとなったら**2**を戻し入れ、サバ、**a**を加えてさっといため合わせる。

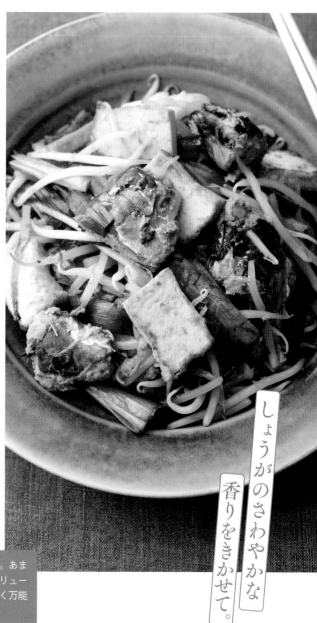

しょうがのさわやかな香りをきかせて。

鉄memo

サバ缶は鉄が豊富で安価な素材。あまりくずさずに形を残すことでボリューム感が出ます。厚揚げも鉄が多く万能に使える食材です。

サバ缶と小松菜の ごまみそあえ

1/3日分

鉄 4.4mg

カルシウム 404mg

材料／2人分

サバみそ煮缶 …………… 1缶(190g)

小松菜 ……………… 1束(200g)

しょうゆ……………………小さじ1

すり白ごま ………………大さじ2

1人分257kcal　食塩相当量1.5g

作り方

1 小松菜は塩少量を加えた熱湯でゆでて水にとり、水けを絞って5cm長さに切る。ボールに入れてしょうゆをからめ、汁けを絞って（しょうゆ洗い）別のボールに入れる。

2 サバを缶汁ごと加え、すりごまも加えてさっくりと混ぜ合わせる。

鉄 memo

サバ缶は、鉄のほか、たんぱく質、脂肪酸、カルシウム、ビタミンDなども豊富で、ぜひ料理に活用したいアイテム！　鉄が多い小松菜をたっぷり1束使うのもコツ。

みそ味のサバ缶が調味料代わりに。

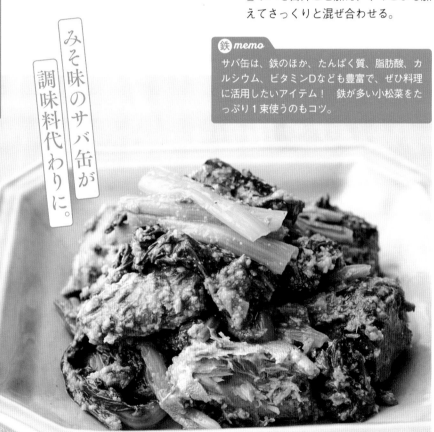

朝ヌキ女子の**チャレンジ**ごはん

「朝の1品と1杯で鉄とっちゃおう!」

鉄を充分にとるには、朝食が欠かせないけれど、毎日3食、鉄たっぷりの
ごはんを作るのは、とっても大変…。でも、すごいドリンクを発見!
簡単ごはんにミロを添えるだけで、鉄をらくらくバージョンアップできちゃいます。

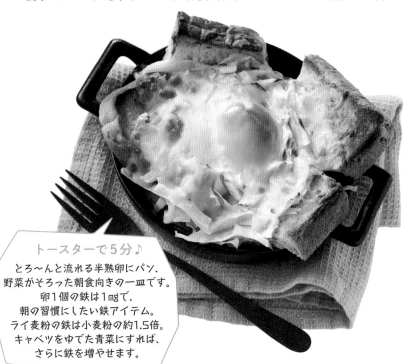

トースターで5分♪

とろ～んと流れる半熟卵にパン、
野菜がそろった朝食向きの一皿です。
卵1個の鉄は1mgで、
朝の習慣にしたい鉄アイテム。
ライ麦粉の鉄は小麦粉の約1.5倍。
キャベツをゆでた青菜にすれば、
さらに鉄を増やせます。

ライ麦パンのココット焼き 鉄 2.0mg

材料／2人分

ライ麦入り食パン※（6枚切り）
 ······················· 2枚
キャベツ ··············· 2枚(100g)
ピザ用チーズ ················· 30g
卵 ····················· 2個

※「超熟ライ麦入り 6枚スライス」(Pasco)
を使用。

1人分301kcal 食塩相当量1.1g

作り方

1 食パンは4等分に切り、キャベツは
細切りにする。
2 耐熱の器2枚にそれぞれパンをのせ、
キャベツをドーナツ状に置き、チーズ
を散らす。くぼみに卵を割り入れる。
3 オーブントースターで約5分焼く。

さらに、

ライ麦パンのココット焼きに ミロ を添えれば… 1/2日分 がとれる!

ライ麦パンのココット焼きとミロ1杯で 鉄 5.2mg

鉄をらくらく
バージョンアップ!

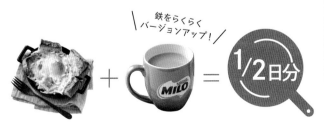

+ = 1/2日分

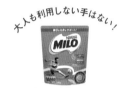

大人も利用しない手はない!

ネスレ
ミロ オリジナル 240g

大麦を発芽させた麦粒のエキスを主成分とする麦芽飲料。カルシウム、鉄、ビタミンDが豊富な栄養機能食品。子どもの飲み物として人気だが、手軽に栄養補給でき、大人にも大注目。

朝の飲み物の違いで「不足しがちな栄養素」の量を比べると…

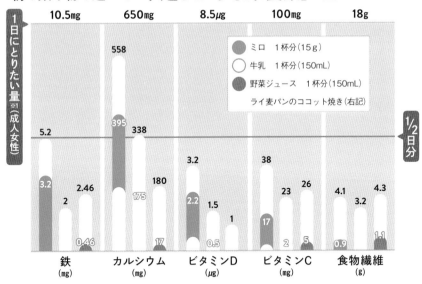

不足しがちな栄養素を、ミロ＋牛乳、牛乳、そして野菜ジュース※2で比較してみました。
ミロ＋牛乳1杯を飲むだけで、成人女性の必要量の、鉄1/3分、カルシウム1/2分以上、
ビタミンD1/4分がとれることがわかりました！　牛乳ではとれない鉄が手軽に補給できます。
一方で、野菜ジュースに多いイメージのビタミンCや食物繊維には差がありませんでした。

※1 「日本人の食事摂取基準2020年版」による。鉄は15～49歳月経ありの推奨量、
　　カルシウムは15～74歳の推奨量、ビタミンCは12歳以上の推奨量、ビタミンDは15歳以上の目安量、
　　食物繊維は15歳以上の目標量（65歳以上は17g以上が目標量）。
※2 「日本食品標準成分表2020年版（八訂）」の「トマト類　ミックスジュース」の値。

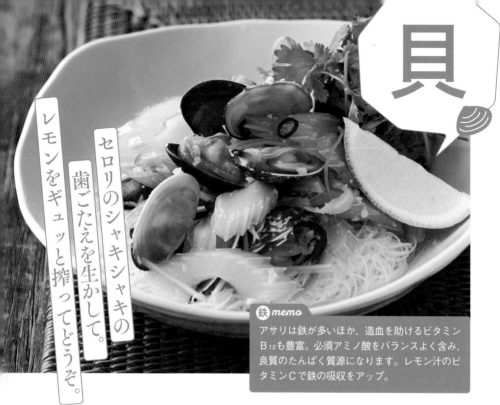

レモンをギュッと搾ってどうぞ。

セロリのシャキシャキの歯ごたえを生かして。

鉄 memo

アサリは鉄が多いほか、造血を助けるビタミンB12も豊富。必須アミノ酸をバランスよく含み、良質のたんぱく質源になります。レモン汁のビタミンCで鉄の吸収をアップ。

アサリとセロリのビーフン

1/3日分　鉄 3.4mg

材料／2人分

アサリ ……………… 殻つきで300g
セロリ（斜め薄切り）…… 2本(200g)
香菜 ………………………… 3株(30g)
ビーフン（もどす）…………… 乾100g
サラダ油 ………………………… 小さじ1
にんにく（みじん切り）………… 2かけ
赤とうがらし（小口切り）……… 2本
酒 ……………………………… 大さじ3
レモンのくし形切り ………… 2切れ

1人分300kcal　食塩相当量1.4g

作り方

1 アサリは塩水（1カップの水に塩小さじ1）にひたひたに浸し、砂出しをして、よく洗って水けをふく。香菜の根はみじん切り、葉は摘んで茎は2cm長さに切る。

2 なべに油を熱し、にんにく、香菜の根、赤とうがらしをいため、アサリを加えていためる。全体に油がまわったらセロリと酒を加え、ふたをしてアサリの殻が開くまで蒸し煮にする。香菜の茎を加える。

3 熱湯でビーフンをさっとゆでて湯をきり、器に盛る。2をのせて香菜の葉とレモンを添える。

カキのオイル漬け

鉄 0.6mg

材料／作りやすい分量

カキ（大粒のもの）…… 14個（400g）
しょうゆ……………………… 小さじ1
オリーブ油…………………… 約½カップ
ゆずの皮のせん切り ………… 適量

1個分77kcal　食塩相当量0.4g

鉄 memo

アサリ以外の貝類も鉄が豊富。特にカキは栄養価が高く、しかも低脂肪。不足しがちなカルシウムや亜鉛などのミネラルやビタミンも補うことができます。

作り方

1 カキは塩適量と水少量でもんでぬめりをとり、1個ずつ水洗いして水けをしっかりふく。

2 フッ素樹脂加工のフライパンに1を入れ、強めの中火でからいりする。汁けが出なくなったらしょうゆをまわしかけ、保存容器に移す。オリーブ油をカキがかぶるまで注ぎ、全体に油をなじませ、30分以上おく。

3 器に盛り、ゆずの皮をあしらう。

保存の目安 冷蔵で約1週間

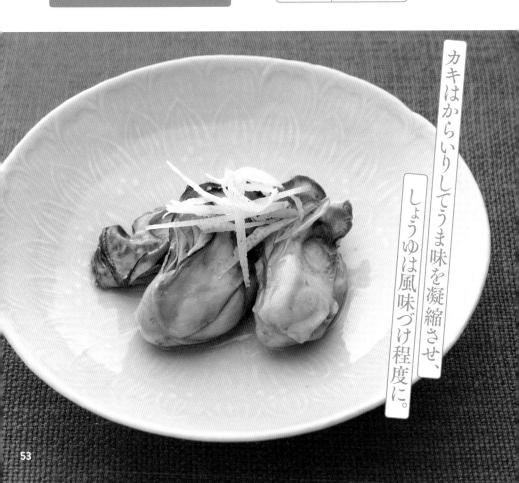

カキはからいりしてうま味を凝縮させ、しょうゆは風味づけ程度に。

こんにゃくの牛肉巻きすき煮

鉄 **2.2**mg

材料／2人分

牛もも薄切り肉	150g
こんにゃく（1枚）	200g
しょうゆ	小さじ½
ズッキーニ	1本（190g）
玉ねぎ	½個（100g）
a だし	½カップ
酒・みりん・しょうゆ	各大さじ1
砂糖	大さじ½

1人分220kcal　食塩相当量1.7g

作り方

1 ズッキーニは1.5cm厚さの輪切りにし、玉ねぎは1cm幅に切る。

2 こんにゃくは両面に5mm間隔で格子状の切り目を入れ、8等分の棒状に切る。塩小さじ1ほどをふってもんで熱湯でゆで、湯を捨てて、からいりする。しょうゆをからめ、牛肉で等分に巻く。

3 フライパンを中火で熱し、2をこんがりと焼く。1とaを加えて5〜6分煮る。

肉

おいしく味をしみ込ませるには、こんにゃくの下ごしらえがたいせつ。

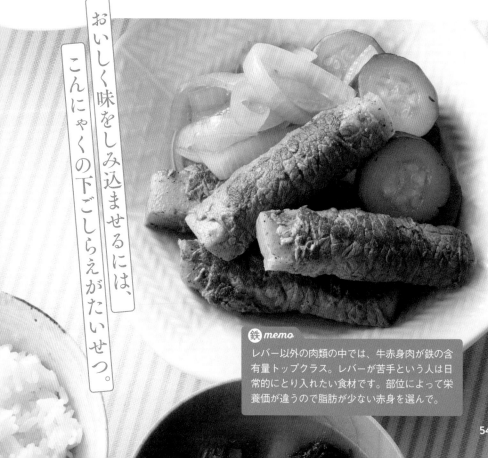

鉄 *memo*

レバー以外の肉類の中では、牛赤身肉が鉄の含有量トップクラス。レバーが苦手という人は日常的にとり入れたい食材です。部位によって栄養価が違うので脂肪が少ない赤身を選んで。

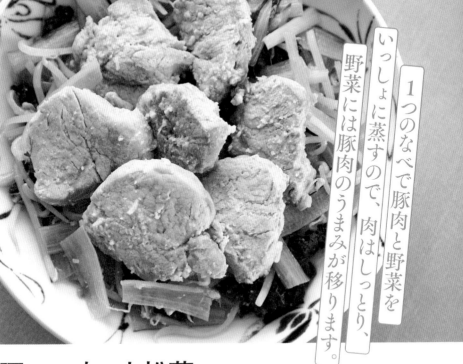

いっしょに蒸すので、肉はしっとり、野菜には豚肉のうまみが移ります。

1つのなべで豚肉と野菜を

豚ヒレ肉と小松菜、もやしの重ね蒸し

1/3日分

鉄 4.3mg

材料／2人分

豚ヒレかたまり肉 ……………………200g

a 玉ねぎのすりおろし・みそ・みりん
｜ ……………………………… 各大さじ1

小松菜・もやし …………………… 各200g

だし ………………………………… 1/4カップ

1人分190kcal　食塩相当量1.3g

鉄memo

豚肉は特に鉄が多い食材ではありませんが、ヒレ肉など脂の少ない部位は比較的鉄を多く含みます。小松菜など鉄の多い素材をたっぷり組み合わせて。肉類では、馬肉や鴨肉に鉄が豊富。

作り方

1 豚肉は1.5cm程度の厚さに切り、フォークで数か所刺す。合わせたaをもみ込んで15分ほどおく。

2 小松菜は3cm長さにざくざくと切り、もやしは好みでひげ根を除く。

3 厚手のなべ（またはフライパン）に2を広げ入れ、1を並べてだしをまわし入れる。中火にかけ、ふたをして8〜10分ほど蒸し煮にする。

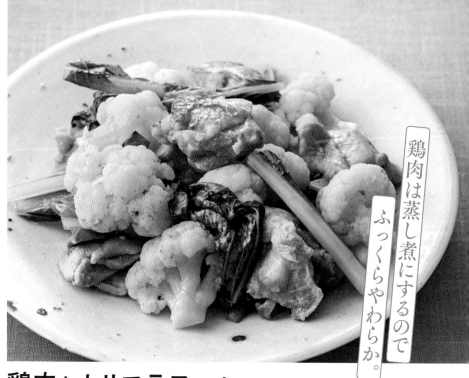

鶏肉は蒸し煮にするのでふっくらやわらか。

鶏肉とカリフラワーと小松菜の中国風いため

1/3日分

鉄 3.6mg

材料／2人分

鶏もも肉	1枚(250g)
カリフラワー	200g
a しょうが汁	大さじ½
塩	小さじ⅕
こしょう	少量
ごま油	小さじ1
にんにくのみじん切り	小さじ1
b 顆粒鶏がらだし	小さじ1
塩・こしょう	各少量
湯	½カップ
小松菜(6cm長さに切る)	150g

1人分320kcal　食塩相当量1.7g

作り方

1 カリフラワーは小房に切り分ける。鶏肉は一口大に切り、aをもみ込む。

2 フライパンにごま油とにんにくを中火で熱し、鶏肉を並べ、両面に焼き色をつける。カリフラワーを加えていため、混ぜ合わせたbを加える。

3 ふたをして弱めの中火で5分蒸し煮にする。水分をとばし、小松菜を加えていため合わせ、器に盛る。

鉄 memo
鶏肉はそれほど鉄が多い食材ではないものの、どんな食材とも合わせやすく、鉄の多い青菜と組み合わせれば、しっかり鉄おかずに！　もも肉のほうが胸肉より鉄を多く含みます。

卵入りハンバーグ

1/3日分

鉄 3.9mg

材料／2人分

半熟卵※（殻をむく） ……………… 2個
a 牛豚ひき肉 …………………… 180g
　玉ねぎのみじん切り ……………… 30g
　パン粉 ………………………… 大さじ4
　とき卵 ……………………… 1個分
　塩 ……………………………… 小さじ¼
　ナツメグ（あれば） ………… 少量
b トマトケチャップ・中濃ソース
　　…………………………… 各大さじ1
　にんにくのすりおろし ……… 少量
　しょうゆ ……………………… 小さじ½
ベビーリーフ ………………… 適量

※卵は冷蔵庫から出し、すぐに沸騰した湯
で8分ゆで、冷水にとる。

1人分415kcal　食塩相当量2.1g

作り方

1 ボールに a を入れ、練り混ぜる。
2 ラップに1を半量ずつ広げ、卵を1
個ずつ包む。耐熱皿にのせて電子レン
ジ（600W）で表裏を2分ずつ加熱し、
3等分に切る。
3 残った肉汁に b を加え、電子レンジ
で1分加熱する。
4 器に2とベビーリーフを盛り、3を
かける。

鉄 memo

ひき肉は赤身の量が多いほど鉄も多く
なります。卵は1個で0.8mgの鉄を含み
ます。両方とも使い勝手がよく、鉄素
材としても頼りになる存在。

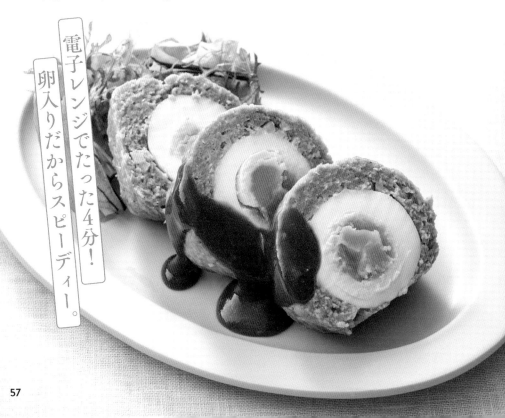

電子レンジでたった4分！

卵入りだからスピーディー。

残業ヘトヘト女子のための**やさしい鉄レシピ**

「疲れた夜は、
お助け鉄ごはんを」

手抜きしたって、鉄がしっかりとれる!
疲れがさらなる疲れを招かないための、お助けごはんです。

ギョーザとほうれん草のスープ 鉄 *2.0mg*

材料／2人分

冷凍ギョーザ	10個(250g)
冷凍ほうれん草	100g
スイートコーン缶	60g
しょうがのすりおろし	小さじ½
a 顆粒鶏がらだし	小さじ½
湯	3カップ
しょうゆ・みそ	各小さじ1
塩・こしょう	各少量

1人分292kcal　食塩相当量3.3g

作り方

1 なべに **a** を温め、冷凍ギョーザと冷凍ほうれん草を凍ったまま入れ、コーン、しょうがを加える。

2 ひと煮立ちしたらしょうゆとみそを加えて調味し、塩、こしょうで味をととのえる。

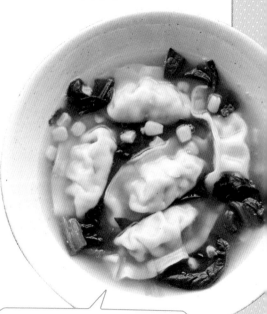

5分でできる!
冷凍食品で頼りになる
鉄アイテムのギョーザとほうれん草をおかずスープに。
これなら手間もかからず後かたづけもラク!
さっぱり味ながら、おなかはしっかり満足です。
ほうれん草や小松菜など青菜の冷凍食品は鉄補給と
野菜不足解消のために常備しておくといいですよ。

ほかにも
あります!

＜おすすめ簡単レシピ＞
P49… サバ缶と小松菜のごまみそあえ
P62… 凍り豆腐の卵とじ
P74… 小松菜のカテージチーズあえ

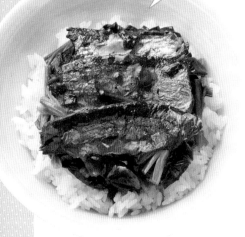

味つけは
缶詰めにおまかせ！

缶詰めを使ったお手軽丼は、
青菜と青背の魚で鉄がしっかりとれます。
サンマ・サバ・イワシのかば焼き缶や
みそ煮缶は、手早くおいしく、
毎日のおかずに活用できます！
ほうれん草も冷凍食品を使えば、
さらにスピーディー。

サンマの
かば焼き丼 鉄 2.4mg

材料／2人分

サンマのかば焼き缶	½缶(50g)
ほうれん草	1～2株(40g)
ごま油	大さじ1
塩	少量
酒	大さじ1½
温かいごはん	茶わん1杯分

1人分485kcal　食塩相当量1.2g

作り方

1 ほうれん草は食べやすく切る。

2 フライパンにごま油を中火で熱し、1をいためて塩をふる。ほうれん草を片側に寄せ、サンマを並べて缶汁をかけ、ほうれん草に酒をふる。ふたをして弱火で30秒数えて火を消す。

3 ごはんを茶わんに盛り、2をのせる。

厚揚げの
高菜チーズ焼き 1/3日分 鉄 3.3mg カルシウム 403mg

おつまみにも！

厚揚げは鉄、カルシウム、
たんぱく質が豊富で
食べごたえがあって
頼りになるアイテム。
これでしっかり
1/3日分の鉄に！

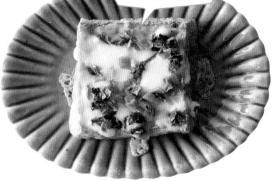

材料／2人分

厚揚げ	小2枚(240g)
ピザ用チーズ	30g
高菜漬け(刻む)	15g

1人分240kcal　食塩相当量0.7g

作り方

厚揚げにチーズと高菜漬けを等分にのせ、オーブントースターで3～4分焼く。

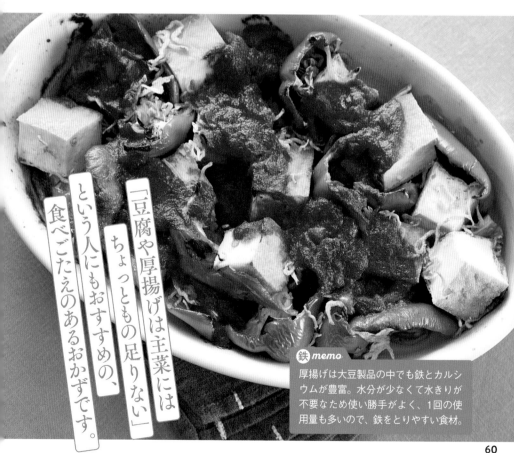

厚揚げの
トマトソースグリル

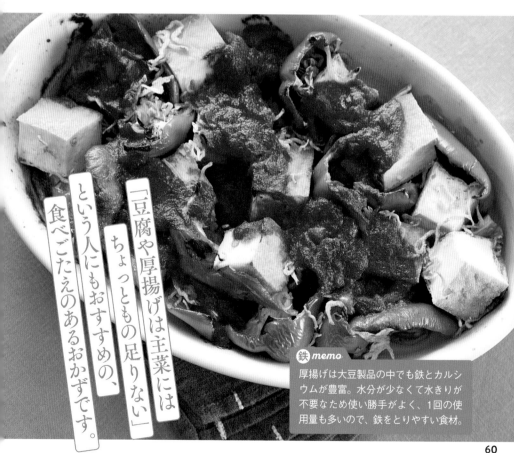鉄 2.2mg

材料／2人分

厚揚げ	1枚(100g)
ピーマン	4個(120g)
塩・こしょう	各少量
ちりめんじゃこ	15g
トマトソース(市販品)	120g

1人分120kcal　食塩相当量1.3g

作り方

1 厚揚げは熱湯をまわしかけて油抜きし、一口大に切る。ピーマンは食べやすい大きさに手でちぎる。

2 耐熱皿に**1**をのせて塩とこしょうをふり、ちりめんじゃこを散らしてトマトソースをかける。

3 オーブントースター（または230℃に熱したオーブン）で約10分焼く。

「豆腐や厚揚げは主菜にはちょっともの足りない」という人にもおすすめの、食べごたえのあるおかずです。

🔩 memo

厚揚げは大豆製品の中でも鉄とカルシウムが豊富。水分が少なくて水きりが不要なため使い勝手がよく、1回の使用量も多いので、鉄をとりやすい食材。

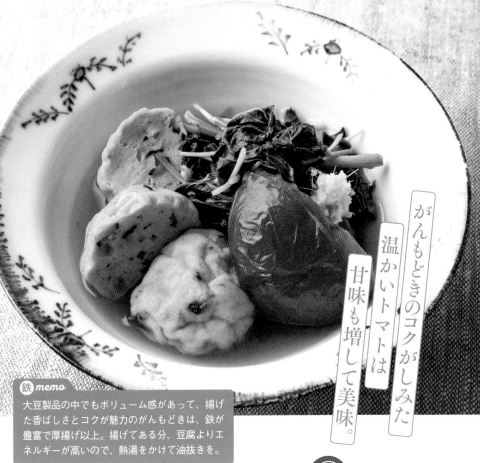

がんもどきのコクがしみた
温かいトマトは
甘味も増して美味。

鉄memo
大豆製品の中でもボリューム感があって、揚げた香ばしさとコクが魅力のがんもどきは、鉄が豊富で厚揚げ以上。揚げてある分、豆腐よりエネルギーが高いので、熱湯をかけて油抜きを。

ミニがんもと夏野菜の煮物

1/3日分　鉄 3.2mg

材料／2人分

がんもどき	小3個(150g)
モロヘイヤ	1袋(100g)
トマト	小1個(120g)
だし	1ｶｯﾌﾟ
みりん	小さじ2
しょうゆ	小さじ1 1/2
塩	少量
しょうが(すりおろす)	1/2かけ

1人分184kcal　食塩相当量1.4g

作り方

1 がんもどきは熱湯をかけて油抜きをし、半分に切る。

2 モロヘイヤはかたい茎を除き、さっとゆでて湯をきり、3～4cm長さに切る。トマトは縦半分に切る。

3 なべにだし、みりん、しょうゆ、塩を入れて煮立て、1を入れてふたをする。再び煮立ったら弱火で5分煮る。2を加えてさらに3分ほど煮る。

4 器に盛り、しょうがを添える。

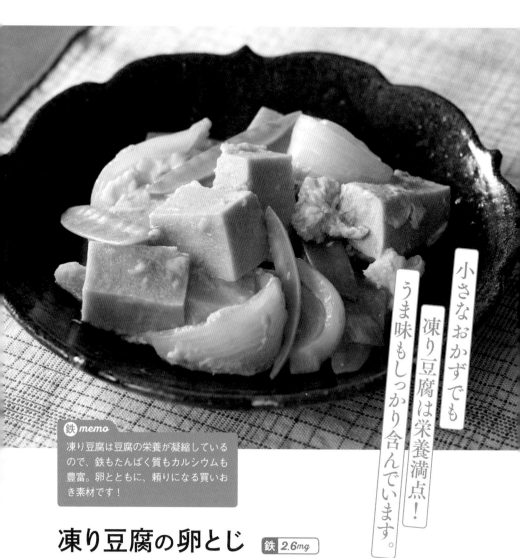

鉄memo

凍り豆腐は豆腐の栄養が凝縮している
ので、鉄もたんぱく質もカルシウムも
豊富。卵とともに、頼りになる買いお
き素材です！

小さなおかずでも凍り豆腐は栄養満点！うま味もしっかり含んでいます。

凍り豆腐の卵とじ

鉄 2.6mg

材料／2人分

凍り豆腐	乾2枚(30g)
卵	2個
玉ねぎ	½個(100g)
めんつゆ（ストレート）	70mL
水	大さじ2
さやえんどう（筋を除く）	10枚

1人分211kcal　食塩相当量1.7g

作り方

1 凍り豆腐は水でもどして水けを絞り、
8等分に切る。玉ねぎは1cm幅に切る。

2 なべにめんつゆと水、1を入れ、落
としぶたをして中火で3分ほど煮る。
ときほぐした卵をまわし入れ、さやえ
んどうを加え、卵が半熟になるまで約
1分煮る。

凍り豆腐入り麻婆豆腐

 1/3日分

鉄 3.5mg

材料／2〜3人分

もめん豆腐 ………………… 1丁(300g)
凍り豆腐 ……………… 乾2枚(30g)
豚ひき肉 …………………………120g
玉ねぎ(みじん切り) ……½個(100g)
にんにく(みじん切り)・しょうが(みじん切り) ……………………各1かけ
ごま油 …………………………… 大さじ1
a みそ・練り白ごま ……各大さじ1½
　 コチュジャン ……………… 大さじ1
　 酒・みりん ……………… 各小さじ1
　 豆板醤(とうばんじゃん) ………… 小さじ½
水 ………………………………… ¾カップ
b かたくり粉 ……………… 小さじ2
　 水 ……………………… 大さじ1
小ねぎ(小口切り) ……………… 1本

1人分376kcal　食塩相当量2.1g

作り方

1 もめん豆腐はキッチンペーパーに包み、重石をして15分ほどおいて水きりをし、2cm角に切る。凍り豆腐はたっぷりの水につけてもどし、水けを絞って2cm角に切る。

2 フライパンにごま油とにんにく、しょうがを入れて弱火でいためる。香りが立ったら玉ねぎを加えて中火にし、しんなりとなるまでいためる。ひき肉を加えてほぐしながらいため、ポロポロになったら凍り豆腐を加えて1分ほどいためる。

3 **a**を加えて混ぜ、もめん豆腐と分量の水を加えて静かに混ぜる。煮立ったら弱火にして3〜4分煮て、**b**を少しずつ加えて混ぜ、とろみをつける。器に盛り、小ねぎを散らす。

鉄memo

通常、豆腐を使う麻婆豆腐に凍り豆腐をプラスして鉄のバージョンアップを！　うま味を含む包容力の大きさも凍り豆腐の魅力。

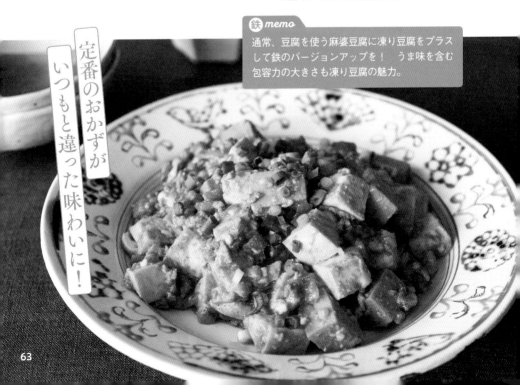

定番のおかずが
いつもと違った味わいに！

そら豆とアスパラの白あえ

鉄 3.8mg

材料／2人分

そら豆 …………… さやつきで300g
グリーンアスパラガス … 1束(150g)
絹ごし豆腐 …………… ⅓丁(100g)
いり白ごま ………………… 大さじ1
a みそ・砂糖 ……………… 各小さじ2
サクラエビ ………… 小さじ2(乾2g)

1人分215kcal　食塩相当量0.8g

鉄memo

白あえは、豆腐　ごまなど、鉄が豊富な材料を使うので、鉄がとりやすい料理です。そら豆は100gあたり2.3mgと鉄を多く含みます。青菜で作っても鉄が豊富。

作り方

1 豆腐は水きりをする（新聞紙の上にキッチンペーパーを敷いて豆腐をのせ、手でつぶして広げ、2つ折りにして3～4分おく）。

2 そら豆はさやを除く。アスパラは根元を1cmほど切り落とし、かたい部分の皮をピーラーでむいて1cm幅の斜め切りにする。それぞれ2～3分ゆでてざるにあげ、あら熱がとれたらそら豆の薄皮をむく。

3 すり鉢にごまを入れてよくすり（すり鉢がない場合は、材料のいり白ごまをすり白ごまにかえて作ってもよい）、aと1を加えてさらにすり混ぜる。2を加えてあえ、器に盛り、サクラエビをのせる。

豆腐のやさしい風味とごまの香りで季節の野菜を楽しめます。

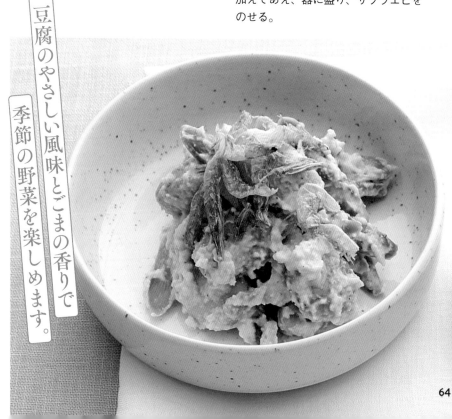

まいたけのうま味と玉ねぎの甘味がぎゅっと凝縮したスープ。

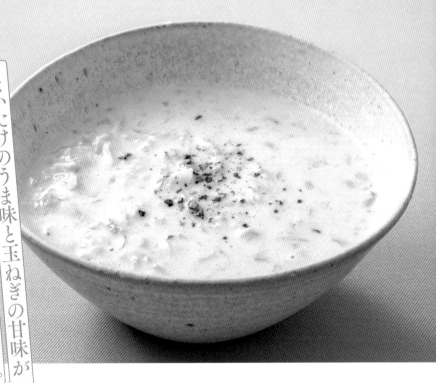

まいたけの豆乳ポタージュ 鉄 *2.8mg*

材料／2人分

まいたけ	1パック (100g)
玉ねぎ	1個 (200g)
にんにく	1かけ
サラダ油	大さじ1
塩	小さじ½
無調整豆乳	2カップ
あらびき黒こしょう	少量

1人分196kcal　食塩相当量1.2g

鉄memo

豆乳は牛乳と比較すると、たんぱく質、鉄、葉酸が多く、脂質は約半分で植物性。鉄をとるにはもってこい！　スープやシチュー、なべ、めんのスープなど広範囲に使えます。

作り方

1 まいたけは適当に裂く。玉ねぎとにんにくはみじん切りにする。

2 なべにサラダ油を中火で熱し、玉ねぎとにんにくをいためる。玉ねぎが透き通ってきたら、まいたけと塩を加えていため、しんなりとなったら火を消し、豆乳を加えて混ぜる。

3 ミキサーに**2**を入れ、まいたけの形が少し残るくらいに攪拌する。なべに移し、中火にかけて温める。器に盛り、あらびき黒こしょうをふる。

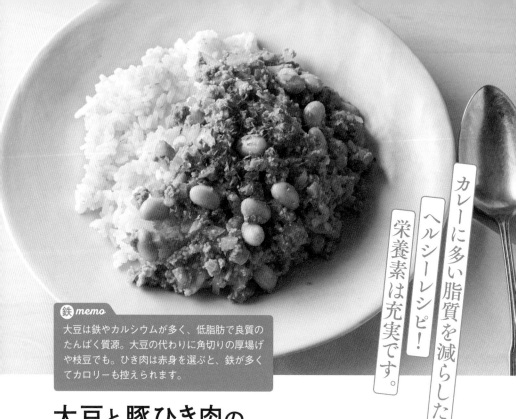

カレーに多い脂質を減らした

ヘルシーレシピ！

栄養素は充実です。

鉄memo
大豆は鉄やカルシウムが多く、低脂肪で良質のたんぱく質源。大豆の代わりに角切りの厚揚げや枝豆でも。ひき肉は赤身を選ぶと、鉄が多くてカロリーも控えられます。

大豆と豚ひき肉の ドライカレー

鉄 **2.9**mg

材料／2人分

蒸し大豆（ドライパック）………… 60g
豚赤身ひき肉 ………………………100g
玉ねぎ ………………… ½個（100 g）
にんじん ……………… 小⅓本（30g）
a しょうがのすりおろし ………1かけ分
 にんにくのすりおろし ……… 少量
 カレー粉 …………………… 大さじ1
 オリーブ油 ………………… 大さじ½
 塩 ………………………… 小さじ½
b トマトケチャップ・酒 …… 各大さじ1
 水 ………………………… 大さじ2
温かいごはん ……… （胚芽精米）300g
ドライパセリ ………………… 少量

1人分461kcal　食塩相当量1.9g

作り方

1 玉ねぎとにんじんはあらいみじん切りにする。耐熱ボールに入れてふんわりとラップをかけ、電子レンジ（600W）で3分30秒加熱する。

2 小なべにひき肉とaを入れ、菜箸数本で混ぜながら中火にかける。肉の色がほぼ変わったら**1**、大豆、bを加える。肉に火が通って汁けがなくなるまで混ぜながら2〜3分煮る。

3 器にごはんを盛って**2**をかけ、パセリをふる。

トマトとオクラ、大豆のガンボ風 　鉄 2.7mg

材料／2人分

トマト	2個(300g)
オクラ	1パック(100g)
蒸し大豆(缶詰め)	1缶(140g)
ベーコン	2枚(30g)
オリーブ油	大さじ½
a おろしにんにく・顆粒ブイヨン	
	各小さじ½
塩	小さじ⅓
こしょう	少量

1人分251kcal　食塩相当量1.9g

作り方

1 トマトは3cm角ほどの乱切りにする。オクラとベーコンは2cm長さに切る。

2 フライパンにオリーブ油を中火で熱し、オクラとベーコンをさっといため、すぐに大豆とトマトを加えていため合わせる。aを加え、ときどき混ぜながら3〜4分煮る。

鉄 memo

鉄が豊富な大豆と夏野菜をふんだんに使った夏バテ知らずの料理です。夏は汗で失われる鉄と水分をしっかり補給することが大事。

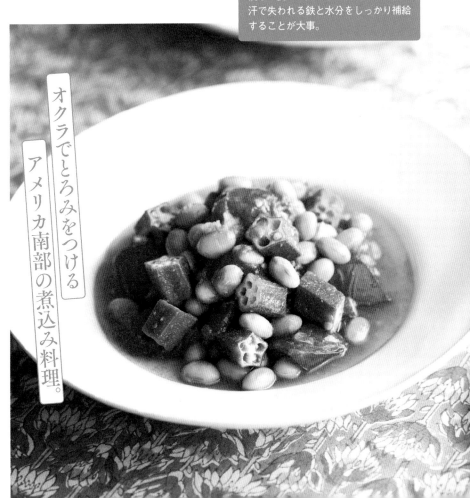

オクラでとろみをつける

アメリカ南部の煮込み料理。

ダイエット女子も安心！

「ヘルシーなのに ボリュームたっぷり鉄レシピ」

ダイエット中だってあきらめたくない、こってり＆ボリュームレシピ。
カロリー控えめで、もちろん鉄たっぷりです。

豆腐クリーム グラタン

 1/3日分

鉄 3.3mg

材料／2人分

絹ごし豆腐 …………… 2/3丁(200g)
a 顆粒ブイヨン ………… 小さじ2/3
　塩 ………………………… 小さじ1/3
　あらびき黒こしょう ……… 少量
ブロッコリー ………………… 200g
シーフードミックス(冷凍) …… 240g
ピザ用チーズ ………………… 20g

1人分205kcal　食塩相当量2.8g

作り方

1 豆腐はキッチンペーパーで水けをふいてボールに入れ、a を加えて泡立て器でよく混ぜ合わせる（豆腐クリーム）。

2 ブロッコリーは小房に分け、塩少量（分量外）を加えた熱湯でゆで、ざるにあげる。シーフードミックスは熱湯にくぐらせて解凍する。

3 耐熱皿に 2 をのせて 1 の豆腐クリームをかけ、チーズを散らす。

4 オーブントースターで約8分、チーズにこんがりと焼き色がつくまで焼く。

鉄＆ヘルシー＆
ボリュームのワザ

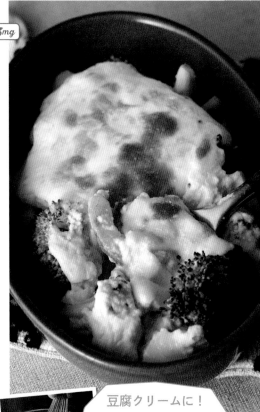

豆腐クリームに！

ホワイトソースは使わず、鉄アイテムの豆腐を使って、「豆腐クリーム」にするから、低糖質・低カロリー！鉄をそこそこ含むブロッコリーもたっぷり100g使います。

にんじんパスタ 豆乳のカルボナーラ風

鉄 3.6mg

カルシウム 333mg

材料／2人分

にんじん	1本(200g)
スパゲティ	乾100g
塩	適量
a 卵黄	2個
無調整豆乳	1カップ
粉チーズ	大さじ4 (24g)
塩・こしょう	各少量
ちりめんじゃこ	大さじ5 (20g)
小ねぎの小口切り	大さじ1
刻みのり	適量

1人分440kcal　食塩相当量2.2g

作り方

1 にんじんはピーラーで細長く削る。

2 なべにたっぷりの湯を沸かして塩を加え、袋の表示に従ってスパゲティをゆでる。表示時間の1分前になったら1を加えてゆで、ざるにあげて湯をきる。

3 2をフライパンに移して中火にかけ、混ぜ合わせたaを加えてからめる。器に盛り、じゃこ、小ねぎ、のりを散らす。

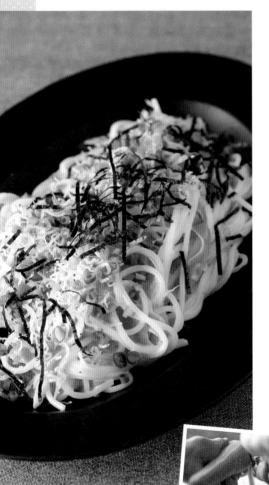

鉄&ヘルシー&
ボリュームのワザ

野菜でかさ増し！

鉄アイテムの豆乳と卵黄を
使うことで、鉄を増やすと同時に
コクやうま味もアップします。
にんじんをピーラーで細長く削り、
スパゲティといっしょにゆで上げて、
めんをかさ増ししてカロリーダウン！

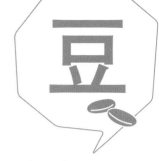

レンズ豆と
トマトのスープ

鉄 *2.9mg*

材料／2人分

赤レンズ豆	乾60g
トマト	½個（75g）
水	1¾〜2ｶｯﾌﾟ※
トマトケチャップ	大さじ½
塩	小さじ½弱
こしょう・パセリのみじん切り	各少量

※水の量はなべの大きさによって加減する。

1人分119kcal　食塩相当量1.1g

作り方

1 トマトはへたを除き、皮つきのまま1cm角に切る。

2 厚手のなべに、さっと洗って水けをきったレンズ豆と水を入れて煮立てる。アクを除き、ふたをして弱火で20分ほど煮る。

3 豆をへらなどでつぶして1とケチャップを加え、ひと煮立ちしたら塩、こしょうで味をととのえ、器に盛ってパセリをふる。

鉄 **memo**

レンズ豆の鉄の量は肉や魚にも引けをとりません。豆類の中でもNo.1で、水でもどす必要がないのも利点！　煮込んでも形が残る皮つきの茶レンズ豆と、煮くずれする皮なしの赤レンズ豆、それぞれの特性を生かして調理を。

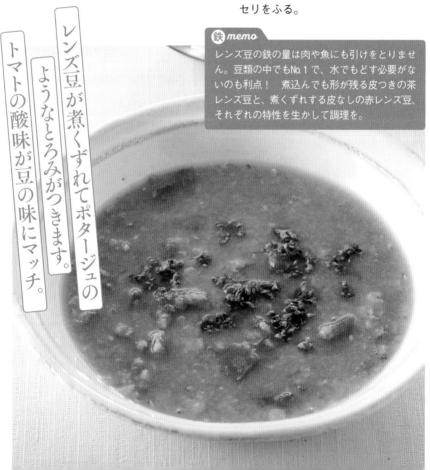

トマトの酸味が豆の味にマッチ。

レンズ豆が煮くずれてポタージュのようなとろみがつきます。

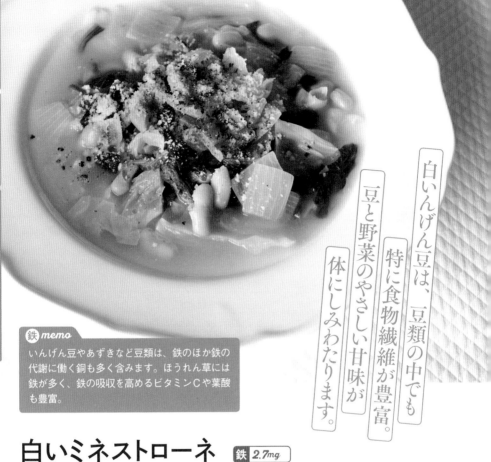

鉄memo
いんげん豆やあずきなど豆類は、鉄のほか鉄の代謝に働く銅も多く含みます。ほうれん草には鉄が多く、鉄の吸収を高めるビタミンCや葉酸も豊富。

白いんげん豆は、豆類の中でも特に食物繊維が豊富。豆と野菜のやさしい甘味が体にしみわたります。

白いミネストローネ 鉄 2.7mg

材料／2人分×2回

白いんげん豆水煮缶 …… 1缶(380g)	
キャベツ ……………… ¼個(200g)	
玉ねぎ ……………… ½個(100g)	
ほうれん草 …………………100g	
にんにく(半分に切ってつぶす)… 1かけ	
オリーブ油 ………………大さじ1	
塩…………………………小さじ⅓	
水 …………………………2カップ	
顆粒ブイヨン・塩・粉チーズ・あらびき黒こしょう ……………各少量	

1人分195kcal 食塩相当量0.9g

作り方

1 キャベツは一口大に、玉ねぎは2cm角に切る。ほうれん草はさっとゆでて水にさらし、水けを絞って2cm長さに切る。

2 なべに油とにんにくを弱めの中火で熱し、香りが立ったらキャベツと玉ねぎ、塩小さじ1/3を加えてさっと混ぜる。ふたをして弱火にし、10分蒸し煮にする。

3 分量の水とブイヨン、いんげん豆を缶汁ごと、ほうれん草を加え、10分ほど煮る。塩で味をととのえ、器に盛り、粉チーズとこしょうをふる

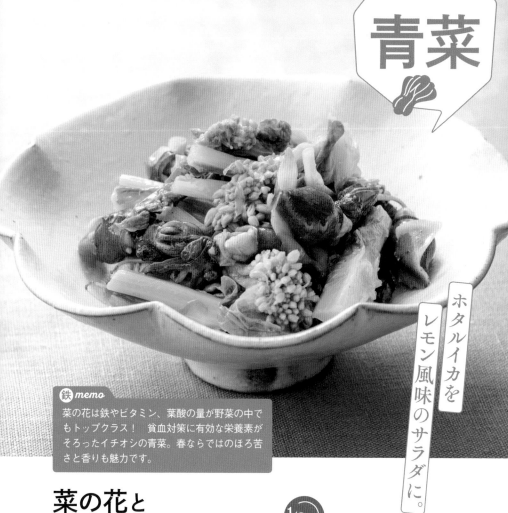

ホタルイカをレモン風味のサラダに。

鉄 memo
菜の花は鉄やビタミン、葉酸の量が野菜の中でもトップクラス！　貧血対策に有効な栄養素がそろったイチオシの青菜。春ならではのほろ苦さと香りも魅力です。

菜の花と
ホタルイカのサラダ

1/3日分

鉄 3.5mg

材料／2人分

菜の花 …………………	1束(200g)
ゆでホタルイカ …………………	100g
a にんにくのすりおろし ………	少量
オリーブ油 …………………	大さじ1
レモン果汁 …………………	小さじ1/2
塩 …………………	小さじ1/4
こしょう …………………	少量

1人分143kcal　食塩相当量1.0g

作り方

1 菜の花は根元を切り落とし、長さを半分に切る。なべに湯2カップを沸かして塩小さじ1/2（分量外）を入れ、菜の花をさっとゆでてざるにあげ、あら熱をとる。

2 器にホタルイカと1を盛り、混ぜ合わせたaをかける。

小松菜とえのきのナムル 鉄 2.4mg

材料／2人分

小松菜	1束(200g)
えのきたけ	1袋(100g)
a にんにくのみじん切り	½かけ分
ねぎのみじん切り	大さじ2
ごま油	大さじ½
砂糖	小さじ½
塩	小さじ⅓
いり白ごま	少量

1人分62kcal　食塩相当量0.9g

作り方

1 小松菜は根元を切り除いて5cm長さに切る。えのきは石づきを切り除き、長さを半分に切ってほぐす。

2 なべに湯を沸かし、1を30秒ほどゆでてざるにあげ、水けをきる。

3 ボールにaを入れて混ぜ合わせ、2を加えてあえ、器に盛り、ごまをふる。

鉄 memo

小松菜は鉄やカルシウムが特に多い青菜で、鉄は100gあたり2.8mgとほうれん草の1.4倍。クセがなく、旬の冬には甘味が強くなります。

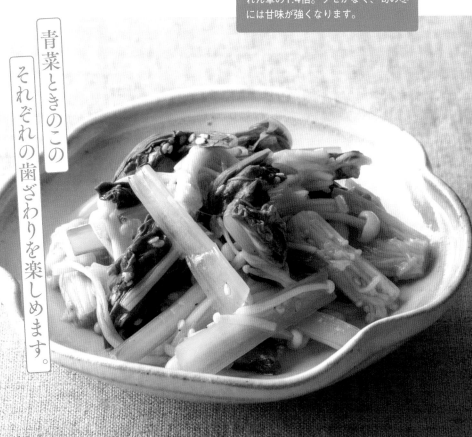

青菜ときのこの
それぞれの歯ざわりを
楽しめます。

小松菜のカテージチーズあえ 鉄 2.0mg

材料／2人分

小松菜 ……………………………200g	
赤パプリカ ………………… ⅛個(15g)	
a カテージチーズ …………… 大さじ3	
すり白ごま ……………………小さじ1	
塩・砂糖 ……………………各小さじ⅕	

1人分46kcal 食塩相当量0.8g

作り方

1 小松菜はゆでて水けを絞り、3cm長さに切る。パプリカは薄切りにしてさっとゆでてざるにあげ、水けをきる。

2 aを混ぜ合わせ、1を加えてあえる。

鉄 memo

鉄が豊富な小松菜を2人で1束、1人分100g以上使うあえ物は、鉄のよい供給源です。あえ衣のカテージチーズは、ほかのチーズに比べて低カロリー、低塩。

クレソンやほうれん草、春菊、水菜にも合うチーズあえです。

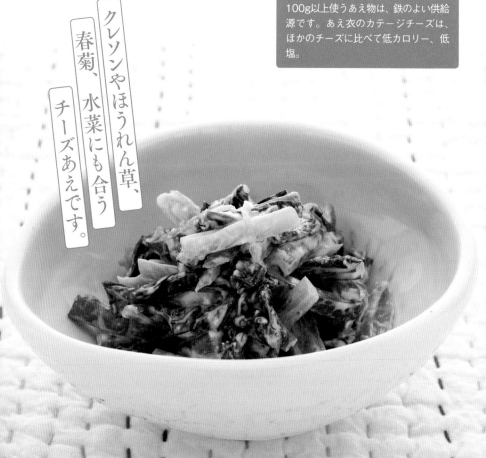

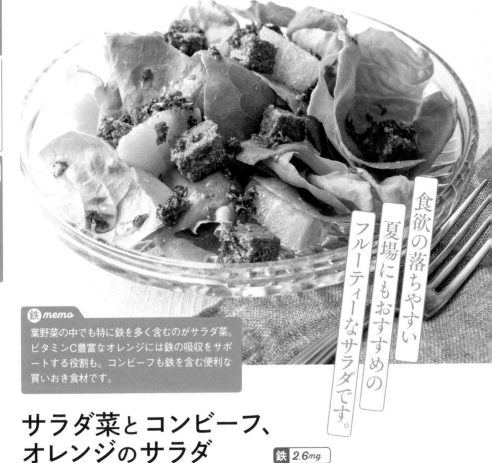

食欲の落ちやすい夏場にもおすすめのフルーティーなサラダです。

鉄memo
葉野菜の中でも特に鉄を多く含むのがサラダ菜。ビタミンC豊富なオレンジには鉄の吸収をサポートする役割も。コンビーフも鉄を含む便利な買いおき食材です。

サラダ菜とコンビーフ、オレンジのサラダ

鉄 **2.6mg**

材料／2人分

サラダ菜 ················· 1個(100g)
コンビーフ（冷やしておく）
　···················· 小½缶(50g)
オレンジ ·············· 小1個(120g)
a パセリのみじん切り··· 大さじ1(10g)
　酢 ·····················大さじ1
　オリーブ油 ·············小さじ2
　砂糖 ·················ひとつまみ
　塩・こしょう ·············各少量

1人分127kcal　食塩相当量0.7g

作り方

1 サラダ菜は食べやすい大きさに手でちぎる。コンビーフは小さめの角切りにする。オレンジは皮と薄皮を除き、厚めのいちょう切りにする。
2 aの材料を合わせて混ぜる（パセリドレッシング）。
3 1を器に盛り合わせ、パセリドレッシングをまわしかける。

常備食材活用術

「切り干し大根・納豆は アレンジ自在アイテム!」

常備できる食材で鉄が多い切り干し大根と納豆。和食のイメージが強いけれど、
切り干し大根は加熱しなくても食べられるので、サラダやピクルスに。
納豆はサラダにすればパンにも合うおかずに。

納豆は1パック(45g)で
1.5mg の鉄

切り干し大根は乾20gで
0.6mg の鉄

納豆と切り干し大根、香菜のエスニックサラダ 鉄 1.7mg

材料/2人分

納豆	1パック(40g)
しょうゆ	小さじ½
切り干し大根	乾20g
香菜	40g
a にんにく(みじん切り)	¼かけ
赤とうがらし(小口切り)	½本
レモン果汁	小さじ2
ナンプラー	小さじ1½
砂糖	小さじ½
ごま油	小さじ1

1人分105kcal　食塩相当量1.3g

作り方

1 切り干し大根は水につけてもどし、水けを絞って食べやすく切る。

2 納豆はしょうゆを混ぜ合わせる。香菜は3cm長さに切る。

3 1に a を加えて混ぜ合わせ、2を加えて全体をさっくりと混ぜ合わせる。

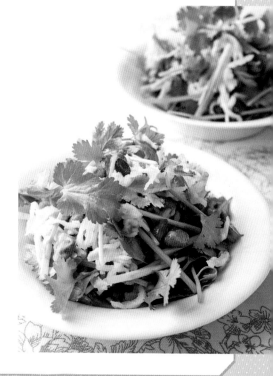

PART 4

"備えあれば憂いなし"

鉄たっぷり常備菜

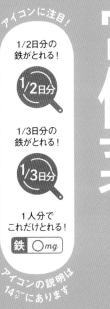

アイコンに注目!

1/2日分の
鉄がとれる!

1/2日分

1/3日分の
鉄がとれる!

1/3日分

1人分で
これだけとれる!

鉄 ○mg

アイコンの説明は
14ページにあります

忙しい日も、ちょっと食欲のない日も、
冷蔵庫にこんなおかずの備えがあれば安心。
あなたを陰でサポートしてくれる常備菜です。

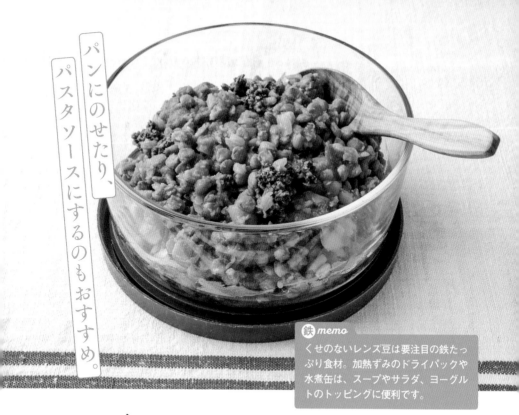

パンにのせたり、パスタソースにするのもおすすめ。

鉄 memo

くせのないレンズ豆は要注目の鉄たっぷり食材。加熱ずみのドライパックや水煮缶は、スープやサラダ、ヨーグルトのトッピングに便利です。

レンズ豆とパセリの カレートマト煮

1/2日分　鉄 5.0mg

材料／2人分×2回

レンズ豆（ドライパックまたは
　ゆでたもの）…………… 200g
カットトマト缶 ……… ½缶(200g)
玉ねぎ …………… ½個(100g)
ベーコン …………………… 1枚
パセリ ……………………… 4枝
にんにく（みじん切り）…… ¼かけ
オリーブ油 ………… 大さじ1
a 水 ……………… ½カップ
　固形ブイヨン ………… ½個
　カレー粉 ………… 小さじ½
塩 …… 小さじ½　こしょう …… 少量

1人分237kcal　食塩相当量0.9g

作り方

1 玉ねぎとベーコンは小さめの角切りにする。パセリは葉を摘む。

2 なべにオリーブ油を熱してにんにくと玉ねぎを中火でいため、しんなりとなったらベーコンを加えてさっといためる。

3 トマト缶と a を加え、煮立ったらレンズ豆とパセリを加えて塩とこしょうで味をととのえ、ふたをして10分ほど弱火で煮る。

保存の目安　冷蔵で3日

カツオの角煮 鉄 0.9mg

材料／作りやすい分量

カツオ ……………… さく½本(200g)
しょうが ……………………… 2かけ
a 酒 ……………………………… ⅓カップ
しょうゆ・砂糖 ……… 各大さじ1

1/5量72kcal　食塩相当量0.6g

作り方

1 しょうがは皮をむき、5mm角の薄切りにする。

2 カツオは1.5cm角のころころに切り、酒大さじ2〜3（分量外）を入れた熱湯に加えてひと混ぜし、ざるにあげる。

3 小なべに a を入れて煮立て、1、2を加える。落としぶたをして弱めの中火で8〜10分、汁けがほぼなくなるまで煮る。

保存の目安 冷蔵で4〜5日

鉄 memo
カツオは優秀な鉄素材ですが、鮮度が落ちやすいので、残ったらこうして常備菜にするのもおすすめ。ほぐしながら煮てふりかけ風にしてもおいしいです。

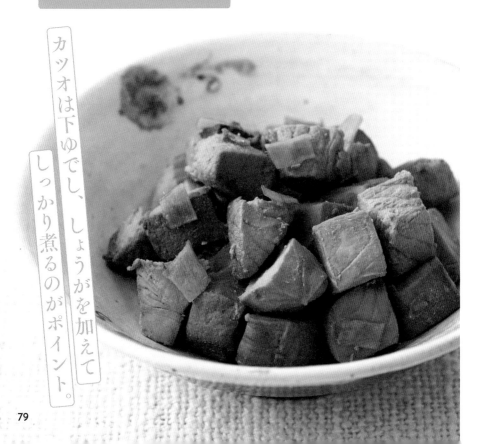

カツオは下ゆでし、しょうがを加えてしっかり煮るのがポイント。

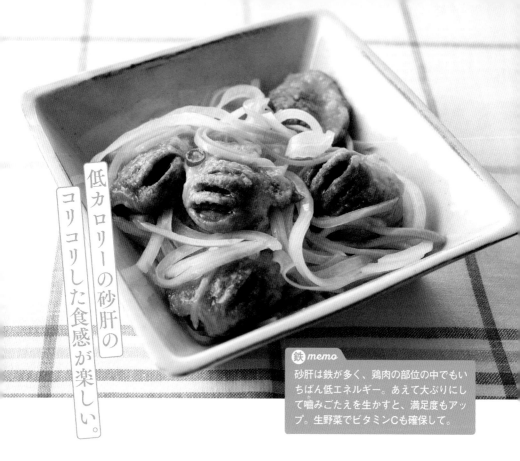

低
カ
ロ
リ
ー
の
砂
肝
の

コ
リ
コ
リ
し
た
食
感
が
楽
し
い
。

鉄 memo

砂肝は鉄が多く、鶏肉の部位の中でもい
ちばん低エネルギー。あえて大ぶりにし
て噛みごたえを生かすと、満足度もアッ
プ。生野菜でビタミンCも確保して。

砂肝と野菜の南蛮漬け 鉄 2.3mg

材料／2人分

砂肝 …………………………	160g
塩 ………………………	小さじ¼
こしょう ………………	少量
かたくり粉 ……………	大さじ1
サラダ油 ……………………	大さじ1
にんじん ……………………	100g
玉ねぎ ………………	½個(80g)
a しょうゆ ……………	大さじ1
酢・みりん …………	各大さじ2
砂糖 ………………	小さじ1
赤とうがらし(小口切り) ……	½本

1人分214kcal　食塩相当量1.7g

作り方

1 にんじんは皮をむいて細切りに、玉
ねぎは薄切りにする。バットに a を合
わせてにんじんと玉ねぎを加え、なじ
ませる。

2 砂肝は半分に切り、表面に4〜5本
切り目を入れる。塩、こしょうをふり、
かたくり粉をまぶす。

3 フライパンにサラダ油を熱し、2 を
弱火で上下を返しながら5〜6分焼き、
熱いうちに 1 に加えて10分ほど漬け
る。

冷蔵庫で保存して1〜2日で食べきる

鶏レバーのソース煮

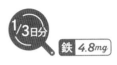

1/3日分

鉄 **4.8mg**

材料／2人分×2回

鶏レバー	200g
しょうが	1かけ
a ウスターソース	½カップ
酒・砂糖	各大さじ1

1人分87kcal　食塩相当量1.9g

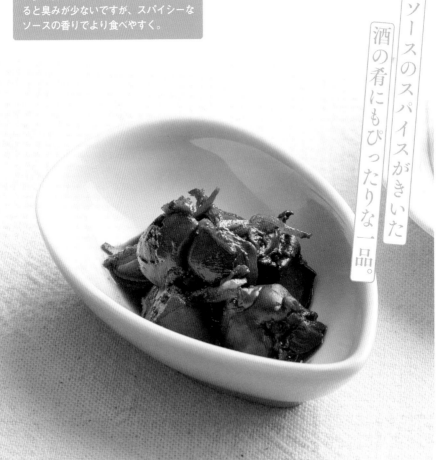

鉄 **memo**

鶏レバーは鉄や貧血予防に働く葉酸を特に多く含みます。牛や豚のレバーに比べると臭みが少ないですが、スパイシーなソースの香りでより食べやすく。

作り方

1 鶏レバーは流水で5分ほどさらして血抜きし、一口大に切る。しょうがはせん切りにする。

2 なべに1とaを入れて中火にかける。煮立ったら弱火にして、落としぶたをして5分煮る。ふたをとってさらに5分煮つめる。

保存の目安　冷蔵で2〜3日

ソースのスパイスがきいた
酒の肴にもぴったりな一品。

大豆と枝豆ときゅうりの カレー風味サラダ

鉄 **1.4mg**

材料／2人分×3回

大豆の水煮	200g
きゅうり	1本(100g)
ゆで枝豆(さやを除く)	120g
a 酢	90mL
カレー粉・塩	各小さ1
砂糖	小さ2
オリーブ油	大さ2

1人分134kcal　食塩相当量1.0g

作り方

1 きゅうりは8mm厚さのいちょう切りにする。

2 ボールにaを合わせ、大豆を10分ほどつける。

3 2に1、枝豆、オリーブ油を加えて混ぜ合わせ、全体をよくなじませる。

保存の目安 冷蔵で2～3日

鉄 *memo*

大豆の未熟豆の枝豆は、大豆と同様に鉄もたんぱく質も豊富で、大豆にはほとんどないビタミンCやβ-カロテンも含みます。そのまま食べても、葉野菜にトッピングしても。

2種の豆ときゅうりの食感が楽しいマリネサラダです。

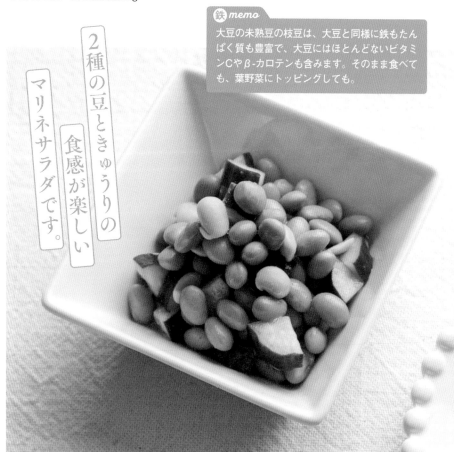

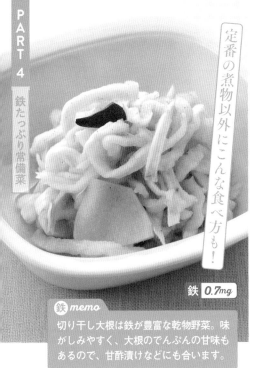

定番の煮物以外にこんな食べ方も！

鉄 0.7mg

鉄memo
切り干し大根は鉄が豊富な乾物野菜。味がしみやすく、大根のでんぷんの甘味もあるので、甘酢漬けなどにも合います。

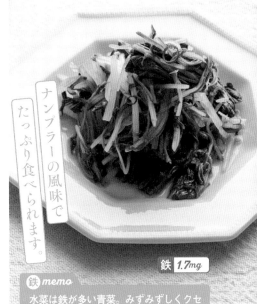

ナンプラーの風味でたっぷり食べられます。

鉄 1.7mg

鉄memo
水菜は鉄が多い青菜。みずみずしくクセがないので、なんにでも合います。加熱するときは歯ざわりが残るように手早く。

切り干し大根の
カレーピクルス

材料／2人分×2回
切り干し大根（もどす）…… 乾60g
a 水‥1ｶｯﾌﾟ 酢‥½ｶｯﾌﾟ 砂糖‥小さじ4
　塩・カレー粉 ………… 各小さじ1
b 赤とうがらし‥½本 ロリエ‥1枚
　しょうがの薄切り ………… 20g
1人分67kcal 食塩相当量1.3g

作り方
1 切り干し大根は水けをきつく絞る。
2 耐熱ボールにaを入れてよく混ぜ、bと1を加え混ぜ、ラップをかけて電子レンジ（600W）で2分加熱する。そのまま約30分おく。

保存の目安 冷蔵で4〜5日

水菜の
エスニック漬け

材料／2人分×2回
水菜 ……………………… 2袋（400g）
a 酢 …………………………… 大さじ2
　ナンプラー …………… 大さじ1½
　砂糖 ……………………… 小さじ1
　赤とうがらしの小口切り … ½本分
1人分26kcal 食塩相当量1.6g

作り方
1 水菜はさっとゆでて水けを絞り、4cm長さに切る。
2 ポリ袋にaと水菜を入れて袋の上から手でもみ、30分以上おいて味をなじませる。

保存の目安 冷蔵で2〜3日

甘みが癒し☆
「ホッとひと息　鉄骨ドリンク」

**甘いもので癒されながら鉄もカルシウムも補給。
そんな欲張りなレシピです。**

かぼちゃペースト入り卵酒　鉄 1.3mg　カルシウム 124mg

材料／2人分

かぼちゃ	120g
卵(ときほぐす)	2個
砂糖	30g
牛乳	¾カップ
酒	80mL

1人分 292kcal　食塩相当量0.3g

作り方

1 かぼちゃは皮をむいて適当な大きさに切り、電子レンジ(600W)で2分加熱し、フォークでつぶす。

2 ボールに卵と砂糖を入れて泡立て器でよくすり混ぜる。牛乳と酒を加え混ぜ、こし器に通して濾す。

3 小なべに入れて弱火にかけ、つねに混ぜながらとろみがつくまで2～3分煮る。**1** を加え混ぜ、全体がなめらかになったら火を消す。

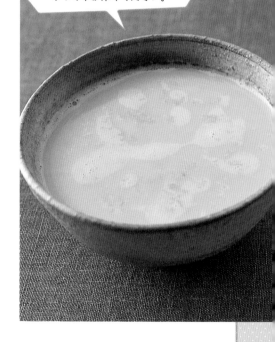

疲れをリセット♪

かぼちゃのこっくりとした甘味が、
疲れた心をときほぐします。
卵と牛乳が鉄とカルシウム源に、
かぼちゃに豊富なビタミンCが
鉄とカルシウムの吸収を高めてくれます。
気持ちをオフモードに切りかえて、
ゆっくりお休みください。

PART 5

アイコンに注目!

1/3日分の
鉄がとれる!

1/3日分

1人分で
これだけとれる!

鉄 ○mg

アイコンの説明は
14ジ゙にあります

"バランス最強"

鉄骨おかず

鉄に加えて、骨の健康に欠かせないカルシウムもたっぷりのおかずです。

鉄とカルシウムの両方が豊富な食材は、

「魚缶詰め」「大豆製品」「切り干し大根」「青菜」。

これらを組み合わせるのがコツです!

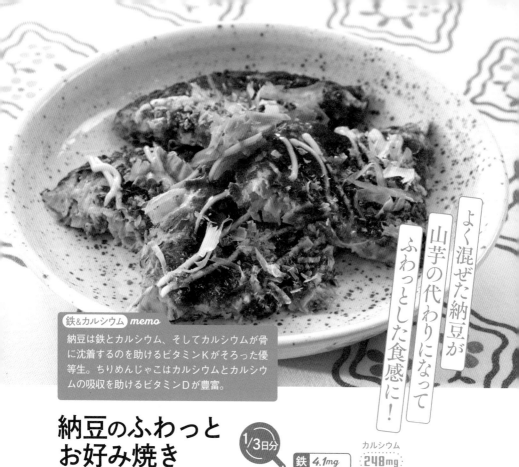

鉄&カルシウム *memo*

納豆は鉄とカルシウム、そしてカルシウムが骨に沈着するのを助けるビタミンKがそろった優等生。ちりめんじゃこはカルシウムとカルシウムの吸収を助けるビタミンDが豊富。

よく混ぜた納豆が山芋の代わりになってふわっとした食感に！

納豆のふわっと
お好み焼き

1/3日分

鉄 4.1mg

カルシウム 248mg

材料／1人分

納豆	1パック(50g)
卵	1個
牛乳	大さじ3
小麦粉	大さじ2
キャベツ(細切り)	2枚
ちりめんじゃこ	大さじ2
サラダ油	小さじ1

a マヨネーズ・中濃ソース・削り
　ガツオ・青のり・紅しょうが
　……………………好みで各適量

・栄養価はマヨネーズ・ソース各小さじ1、削りガツオ・紅しょうが各3g、青のり少量(0.5g)で算出。

1人分419kcal　食塩相当量1.4g

作り方

1 ボールに納豆を入れて白っぽくなるまでよく混ぜる。卵をとき入れて混ぜ、牛乳を加え混ぜる。小麦粉をふり入れて混ぜ、キャベツとちりめんじゃこを加え混ぜる。

2 フライパンに油を熱して**1**を流し入れ、ふたをして弱火で約5分焼く。裏返して2～3分焼く。

3 適宜切り分けて皿に盛り、好みで**a**をかける。

小松菜の
オープンオムレツ

1/3日分

鉄 **3.2mg**

カルシウム
256mg

材料／2人分

小松菜	100g
玉ねぎ	½個(100g)
エリンギ	1本
ウインナソーセージ	2本
卵	3個
a ピザ用チーズ	30g
塩・こしょう	各少量
オリーブ油	大さじ½＋大さじ1

1人分359kcal　食塩相当量1.3g

鉄&カルシウム memo

小松菜は鉄もカルシウムも多く、鉄の吸収を高めるビタミンC、カルシウムが骨に沈着するのを助けるビタミンKも兼ね備えた優秀食材。

作り方

1 玉ねぎはみじん切りに、エリンギは2cm長さに切って薄切りにする。ソーセージは斜め薄切りにし、小松菜は細かくざくざくと切る。

2 卵はボールに割り入れてときほぐし、**a** を加え混ぜる。

3 フライパンに油大さじ1/2を熱し、**1** を順にいため、小松菜がしんなりとなったら **2** に加えて混ぜる。

4 フライパンに油大さじ1を熱して **3** を流し入れ、ゆっくりとかき混ぜる。少しかたまってきたらふたをして好みの加減に火を通す。

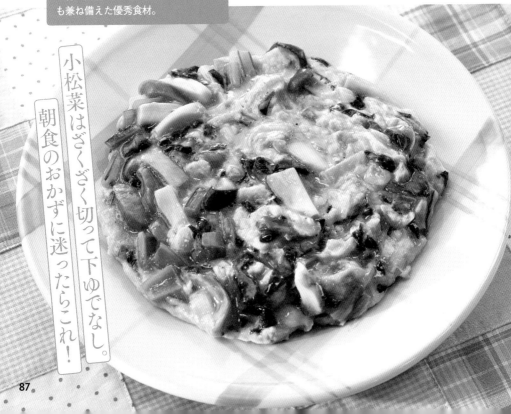

小松菜はざくざく切って下ゆでなし。
朝食のおかずに迷ったらこれ！

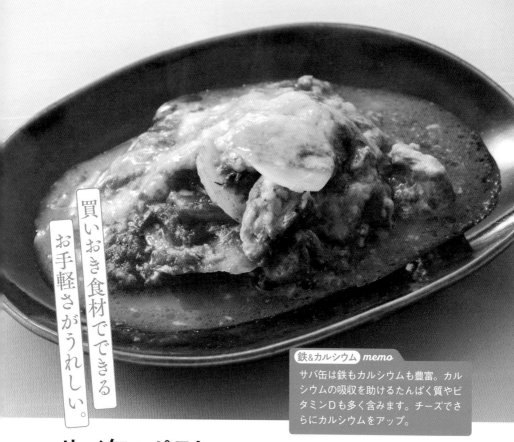

買いおき食材でできるお手軽さがうれしい。

鉄&カルシウム memo
サバ缶は鉄もカルシウムも豊富。カルシウムの吸収を助けるたんぱく質やビタミンDも多く含みます。チーズでさらにカルシウムをアップ。

サバ缶とポテトの
トマトチーズ焼き

鉄 **2.4mg**　カルシウム **332mg**

材料／2人分

サバ水煮缶	1缶(160g)
じゃが芋	1個(135g)
オリーブ油	大さじ1
ホールトマト缶	1缶(400g)
ピザ用チーズ	大さじ2

1人分356kcal　食塩相当量1.0g

作り方

1 じゃが芋は皮をむき、スライサーなどで薄切りにする。

2 耐熱皿にオリーブ油を塗る。サバを缶の中であらくほぐし、耐熱皿に½量入れる。1を全体に広げ、残りのサバをのせる。

3 ホールトマトを缶の中であらくほぐして2に加え、ピザ用チーズを散らす。

4 180℃に熱したオーブンで15分ほど焼き、ざっと混ぜて器に盛る。

サバ缶のチゲ 鉄 2.9mg カルシウム 318mg

材料／2人分

サバ水煮缶	1缶(150g)
白菜キムチ	50g
もめん豆腐	½丁(150g)
にら	½束(50g)
ねぎ	½本(50g)
大豆もやし	200g
にんにく	½かけ
赤とうがらし	½本
ごま油	小さじ2
a 水	1½カップ
┃ 酒	大さじ2
しょうゆ	大さじ½
酢	小さじ1

1人分304kcal 食塩相当量2.0g

作り方

1 豆腐は一口大に切り、にらは4cm長さに切る。

2 ねぎは斜めに切り、にんにくは薄切りにし、とうがらしは種を除く。

3 なべにごま油を中火で熱して2、キムチをいため、aを加えて煮立てる。サバ缶を缶汁ごと入れ、豆腐としょうゆを加える。煮立ったら弱火にし、5分ほど煮る。

4 酢とにら、もやしを加えてさっと煮、火を消して器に盛る。

鉄&カルシウム memo
鉄とカルシウムの両方が多い食材のうちの2アイテム、サバ缶と豆腐を使います。もめん豆腐は絹豆腐より鉄もカルシウムも多く含みます。

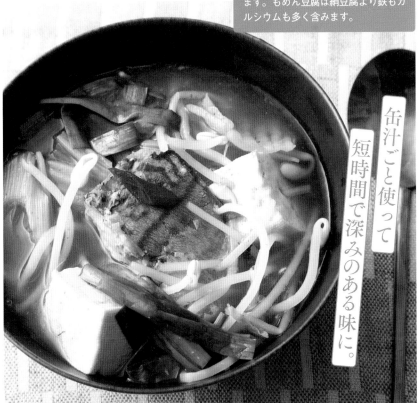

缶汁ごと使って短時間で深みのある味に。

ひじきの牛肉巻き　みそ照り焼き

1/3日分

鉄 3.4mg　カルシウム 196mg

材料／2人分

ひじき	乾12g
しょうゆ	小さじ1
牛もも薄切り肉	8枚(150g)
小麦粉	適量
サラダ油	大さじ1
a みそ・酒	各大さじ1
├ みりん・しょうが汁	各大さじ½
貝割れ菜	1パック(50g)

1人分272kcal　食塩相当量1.9g

作り方

1 ひじきはたっぷりの水につけてもどし、流水で洗う。熱湯で2～3分ゆでてざるにあげ、しょうゆを混ぜる。貝割れ菜は根元を除いて長さを半分に切る。

2 牛肉は2枚1組にし、長辺を少し重ねて縦長に置く。軽くたたいて広げ、汁けをきったひじきを手前に等分にのせる。くるくると巻き、左右を折りたたんで中に入れ込む。小麦粉をごく薄くまぶす。

3 フライパンにサラダ油を中火で熱し、2の巻き終わりを下にして並べ入れる。ときどきころがしながら、6～7分かけて全体をこんがりと焼く。

4 フライパンの油をふき、a を加えて煮からめる。食べやすく切って器に盛り、貝割れ菜を添える。

鉄&カルシウム memo
牛もも肉は吸収のよい鉄を含みます。ひじきの鉄含量はそれほど多くはないもののカルシウムや骨の健康にかかわるマグネシウムやビタミンKが豊富。

ひじきを牛肉で巻いて、照り焼きに。お弁当にもぴったり。

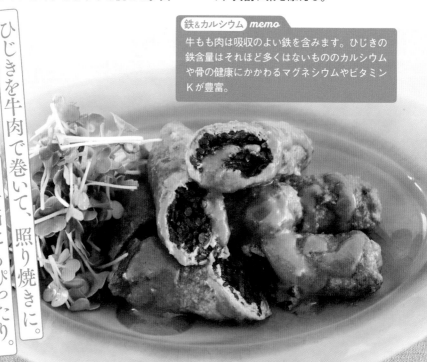

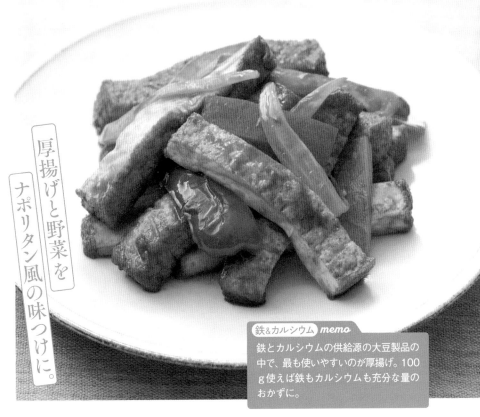

厚揚げと野菜を
ナポリタン風の味つけに。

鉄&カルシウム memo

鉄とカルシウムの供給源の大豆製品の中で、最も使いやすいのが厚揚げ。100g使えば鉄もカルシウムも充分な量のおかずに。

厚揚げとピーマンの
ケチャップいため

1/3日分　　鉄 3.6mg　　カルシウム 324mg

材料／2人分

厚揚げ	小2枚(260g)
ピーマン	1個(30g)
にんじん	1/6本(20g)
玉ねぎ	1/8個(30g)
バター	15g
a トマトケチャップ	大さじ1½
しょうゆ・みりん	各小さじ½
こしょう	少量

1人分280kcal　食塩相当量0.8g

作り方

1 厚揚げはそれぞれ厚みを半分に切り、細長く6等分に切る。ピーマンはへたと種を除き、縦に2cm幅に切る。にんじんは皮をむき、1cm幅の短冊切りにする。玉ねぎは縦に5mm幅に切る。

2 フライパンにバターを中火で熱し、半分ほどとけたら1を加えて3分ほどいためる。

3 火を少し弱め、混ぜ合わせたaを加えて1分ほどいため合わせ、器に盛る。

栄養成分値一覧

ページ	料理名	エネルギー	たんぱく質	脂質	炭水化物	食物繊維総量	カルシウム	鉄	ビタミンD	ビタミンK	ビタミンC	食塩相当量
		kcal	g	g	g	g	mg	mg	μg	μg	mg	g
PART1	**1日分の鉄がとれるレシピ**											
16	アサリと彩り野菜のガーリックパスタ	434	20.7	8.7	65.9	4.5	82	15.2	0	32	161	2.6
17	アサリ缶としめじの卵とじ	153	15.0	6.6	7.8	2.7	88	10.3	1.3	76	15	1.2
18	アサリとにらのチヂミ	221	12.4	12.4	14.0	1.7	122	10.3	0.5	73	7	1.0
19	アサリのスンドゥブ	325	32.9	16.9	7.5	0.6	165	28.3	0.2	20	2	1.9
20	豚レバーとにらの香味いため	205	17.2	10.8	9.3	1.7	33	10.3	1.0	100	25	1.4
21	鶏レバーと鶏ハツのみそ煮込み	314	27.2	14.6	11.5	1.4	34	11.3	0.5	53	21	2.5
22	小松菜ときな粉のミルクドリンク	146	7.8	7.4	13.3	2.0	249	1.4	0.5	146	11	0.2
PART2	**1/2日分の鉄がとれるレシピ**											
24	厚揚げの肉詰めトマト煮	360	23.0	24.5	12.6	3.7	412	5.5	1.8	50	28	1.7
25	鶏レバーのクリーム煮	327	24.0	18.6	15.0	2.8	121	9.3	3.1	20	26	1.3
26	厚揚げとさつま芋、きくらげの甘辛いため	317	11.4	13.7	40.2	6.9	320	5.9	4.3	125	38	1.7
27	菜の花とアサリの中国風フライパン蒸し	60	8.5	0.5	7.8	4.7	202	5.3	0	251	131	1.8
28	厚揚げと小松菜の麻婆風	287	20.2	17.3	10.5	3.0	385	5.0	0.1	247	16	2.1
29	鶏レバーとブロッコリーのチリソースいため	183	17.1	8.7	7.5	2.5	28	7.4	0.2	104	45	2.0
30	豚肉とせりの黒ごま豆乳なべ（全量）	547	30.3	42.8	13.7	7.6	498	6.3	2.8	59	8	1.4
31	豆乳担々めん	768	35.6	27.2	86.9	6.1	235	5.6	0.3	62	9	3.2
32	厚揚げとカラフル野菜のオイスターソース丼	646	26.1	21.2	84.2	3.0	341	5.0	0.1	102	89	1.7
33	サバ缶と水菜のトマトスパゲティ	564	32.0	17.8	65.2	6.6	477	5.0	10.5	131	36	2.8
34	サバ缶と梅の冷たいみそ汁	219	20.4	12.8	5.0	2.0	319	2.5	9.4	20	7	3.6

PICK OUT

PICK OUT

● 「日本食品標準成分表2015年版（七訂）」（文部科学省）に基づいて算出しました。
同書に記載がない食品は、それに近い食品（代替品）の成分値を使用しました。
● 特に記載がない場合は1人分（1回分）あたりの成分値です。

ページ	料理名	エネルギー	たんぱく質	脂質	炭水化物	食物繊維総量	カルシウム	鉄	ビタミンD	ビタミンK	ビタミンC	食塩相当量
		kcal	g	g	g	g	mg	mg	μg	μg	mg	g
PART3 素材別鉄レシピ												
36	カツオとレンズ豆のサラダ	279	29.2	7.7	24.2	9.0	88	4.7	3.0	165	72	1.3
37	ゆでカツオのエスニックサラダ	153	27.1	0.8	9.5	1.7	33	2.3	4.0	12	25	1.3
38	ブリのバルサミコソテー	315	23.2	19.7	8.2	1.1	29	1.9	8.0	22	9	1.4
39	カツオの青じそチーズ揚げ（吸油率10％として算出）	454	40.0	23.9	17.1	1.4	284	3.0	4.5	76	5	0.9
40	漬けカツオと長芋のシャキシャキあえ	252	31.1	6.9	14.8	2.1	122	3.6	4.5	24	12	1.4
41	マグロとタイの刺し身丼	427	26.4	5.9	63.7	3.7	96	1.9	3.8	75	21	1.6
42	サバと春菊、アボカドのおかずサラダ（ドレッシング60％摂取）	467	29.7	33.7	11.0	5.6	113	3.6	11.0	152	23	1.9
43	サバとトマトのスパイス煮	425	25.0	24.6	25.6	7.0	113	3.7	5.1	40	44	2.9
44	イワシのつみれ汁	225	18.4	8.3	18.1	2.1	107	3.6	25.6	6	20	2.8
45	イワシのごま揚げレモンじょうゆがけ（吸油率6％）	196	13.0	12.8	7.5	2.5	171	3.0	16.0	142	21	0.5
46	サケとカラフル野菜の全粒粉ペンネ	432	27.0	9.0	56.9	8.9	77	3.6	22.4	12	41	0.8
47	サンマのピリ辛トマトみそ煮	422	20.3	30.6	11.9	2.1	54	2.1	14.9	43	15	2.6
48	サバ缶と厚揚げのしょうがいため	366	30.8	21.8	11.3	2.7	453	4.0	10.5	72	13	2.1
49	サバ缶と小松菜のごまみそあえ	257	18.3	16.5	10.3	2.9	404	4.4	4.8	282	18	1.5
50	ライ麦パンのココット焼き	301	16.1	12.5	31.6	3.2	163	2.0	1.0	48	21	1.1
52	アサリとセロリのビーフン	300	8.3	3.3	49.7	3.2	109	3.4	0	14	25	1.4
53	カキのオイル漬け（1個分）	77	1.9	6.8	1.6	0.1	26	0.6	0	3	3	0.4
54	こんにゃくの牛肉巻きすき煮	220	18.3	7.6	17.4	4.3	84	2.2	0	37	24	1.7
55	豚ヒレ肉と小松菜、もやしの重ね蒸し	190	26.7	4.6	12.1	3.4	195	4.3	0.3	217	49	1.3
56	鶏肉とカリフラワーと小松菜の中国風いため	320	25.3	20.1	8.7	4.5	162	3.6	0.5	211	114	1.7

PICK OUT

ページ	料理名	エネルギー	たんぱく質	脂質	炭水化物	食物繊維総量	カルシウム	鉄	ビタミンD	ビタミンK	ビタミンC	食塩相当量
		kcal	g	g	g	g	mg	mg	μg	μg	mg	g
57	卵入りハンバーグ	415	27.7	26.8	11.4	1.2	83	3.9	1.7	55	12	2.1
58	ギョーザとほうれん草のスープ	292	12.0	10.6	38.1	2.7	85	2.0	0	141	21	3.3
59	サンマのかば焼き丼	485	13.4	19.1	62.6	1.6	150	2.4	6.0	109	14	1.2
59	厚揚げの高菜チーズ焼き	240	16.8	18.2	1.8	1.3	403	3.3	0	48	2	0.7
60	厚揚げのトマトソースグリル	120	10.2	5.0	8.8	2.4	178	2.2	4.6	29	46	1.3
61	ミニがんもと夏野菜の煮物	184	14.1	10.8	9.9	3.6	297	3.2	0	260	15	1.4
62	凍り豆腐の卵とじ	211	16.7	11.2	9.9	1.7	148	2.6	1.0	24	13	1.7
63	凍り豆腐入り麻婆豆腐	376	23.0	24.4	16.0	3.1	283	3.5	0.2	26	4	2.1
64	そら豆とアスパラの白あえ	215	18.1	3.8	282.0	6.8	129	3.8	0	62	32	0.8
65	まいたけの豆乳ポタージュ	196	9.4	10.4	18.0	3.9	53	2.8	2.5	18	8	1.2
66	大豆と豚ひき肉のドライカレー	461	21.7	9.1	71.1	6.3	80	2.9	0.1	24	23	1.9
67	トマトとオクラ、大豆のガンボ風	251	16.4	12.4	21.4	10.3	112	2.7	0.1	51	36	1.9
68	豆腐クリームグラタン	205	28.3	7.1	7.7	4.4	221	3.3	0.1	178	60	2.8
69	にんじんパスタ 豆乳のカルボナーラ風	440	24.8	14.8	48.5	4.4	333	3.6	7.3	37	7	2.2
70	レンズ豆とトマトのスープ	119	7.3	0.5	21.3	5.6	23	2.9	0	11	7	1.1
71	白いミネストローネ	195	9.9	4.4	29.8	14.7	104	2.7	0	111	31	0.9
72	菜の花とホタルイカのサラダ	143	13.3	7.7	6.6	4.2	169	3.5	0	248	128	1.0
73	小松菜とえのきのナムル	62	2.9	3.7	8.2	4.5	148	2.4	0.3	282	20	0.9
74	小松菜のカテージチーズあえ	46	4.7	1.7	4.2	2.4	158	2.0	0	283	32	0.8
75	サラダ菜とコンビーフ、オレンジのサラダ	127	6.2	7.5	9.6	1.8	61	2.6	0	100	49	0.7
76	納豆と切り干し大根、香菜のエスニックサラダ	105	5.3	4.2	12.3	3.7	90	1.7	0	120	15	1.3

PICKOUT

PICKOUT

PICKOUT

PICKOUT

ページ	料理名	エネルギー	たんぱく質	脂質	炭水化物	食物繊維総量	カルシウム	鉄	ビタミンD	ビタミンK	ビタミンC	食塩相当量
		kcal	g	g	g	g	mg	mg	μg	μg	mg	g
PART4 鉄たっぷり常備菜												
78	レンズ豆とパセリのカレートマト煮	237	13.3	4.7	35.5	9.6	44	5.0	0	21	11	0.9
79	カツオの角煮 (1/5量)	72	10.7	0.2	3.3	0.1	6	0.9	1.6	0	0	0.6
80	砂肝と野菜の南蛮漬け	214	15.9	7.6	17.9	1.9	30	2.3	0	42	10	1.7
81	鶏レバーのソース煮	87	9.7	1.6	7.8	0.2	15	4.8	0.1	7	1	1.9
82	大豆と枝豆ときゅうりの カレー風味サラダ	134	7.5	8.5	6.6	3.4	48	1.4	0	17	5	1.0
83	水菜のエスニック漬け	26	2.3	0.1	5.0	3.0	168	1.7	0	100	16	1.6
83	切り干し大根のカレーピクルス	67	1.6	0.2	14.7	3.5	80	0.7	0	1	4	1.3
84	かぼちゃペースト入り卵酒	292	10.6	8.9	33.3	2.1	125	1.3	1.3	24	27	0.3
PART5 鉄骨おかず												
86	納豆のふわっとお好み焼き	419	26.0	20.4	33.1	7.1	248	4.1	6.1	444	66	1.4
87	小松菜のオープンオムレツ	359	18.8	27.8	8.2	2.5	256	3.2	1.9	120	26	1.3
88	サバ缶とポテトのトマトチーズ焼き	356	23.4	19.6	21.1	3.6	332	2.4	8.8	14	44	1.0
89	サバ缶のチゲ	304	26.4	16.9	10.4	4.9	318	2.9	8.3	130	19	2.0
90	ひじきの牛肉巻き　みそ照り焼き	272	20.8	10.6	25.3	8.1	196	3.4	0	36	8	1.9
91	厚揚げとピーマンの ケチャップいため	280	14.6	20.8	8.1	1.9	324	3.6	0	39	14	0.8

PICK OUT

1/2 日分がとれる! 鉄レシピ

監修　女子栄養大学栄養クリニック

料理（五十音順）

今泉久美　岩﨑啓子　牛尾理恵　大越郷子　大島菊枝　大庭英子　コウケンテツ
小平泰子　近藤幸子　重信初江　新谷友里江　竹内冨貴子　外川めぐみ
豊口裕子　林幸子　ほりえさわこ　牧野直子　マツーラユタカ　松本加奈美
みないきぬこ　武蔵裕子　ヤミ―　ワタナベマキ　藤井恵　wato

写真（五十音順）

青山紀子　今清水隆宏　衛藤キヨコ　尾田学　柿崎真子　白根正治　キッチンミノル
木村拓(東京料理写真)　櫻井めぐみ　菅原史子　宗田育子　竹内章雄　寺岡みゆき
豊田朋子　中村あかね　南雲保夫　野口健志　馬場敬子　原ヒデトシ
日置武晴　広瀬貴子　福尾美雪　松島均　山下裕司　山本明義

協力（p51）／ネスレ日本

構成・編集　● 高木真佐子
イラスト　● タラジロウ　　　デザイン　● ohmae-d
栄養価計算　● 戌亥梨恵　　　校閲　● くすのき舎

・本書は、月刊誌『栄養と料理』に掲載した料理を編集したものです。

2021年5月30日 初版第1刷発行
発行者　香川明夫
発行所　女子栄養大学出版部
　　　　〒170-8481
　　　　東京都豊島区駒込3-24-3
　　　　電話 03-3918-5411(販売)
　　　　　　 03-3918-5301(編集)
　　　　URL https://www.eiyo21.com

振替　　00160-3-84647
印刷・製本　シナノ印刷株式会社

＊乱丁本、落丁本はお取り替えいたします。
＊本書の内容の無断転載、複写を禁じます。
　また、本書を代行業者等の第三者に依頼して電子複製を行うことは一切認められておりません。

ISBN 978-4-7895-4838-0
Ⓒ Kagawa Education Institute of Nutrition 2021, Printed in japan